U1020038

中医养生速查宝典

心脑血管餐谱

看这本就够了

王永志　编著

中国科学技术出版社
·北　京·

图书在版编目（CIP）数据

心脑血管餐谱看这本就够了 / 王永志编著 . -- 北京：中国科学技术出版社，2025. 6. -- ISBN 978-7-5236-1440-2

Ⅰ. R247.1；TS972.161

中国国家版本馆 CIP 数据核字第 20259252TJ 号

策划编辑 韩　翔　于　雷
责任编辑 韩　翔
装帧设计 翰墨漫童
责任印制 徐　飞

出　　版 中国科学技术出版社
发　　行 中国科学技术出版社有限公司
地　　址 北京市海淀区中关村南大街 16 号
邮　　编 100081
发行电话 010-62173865
传　　真 010-62179148
网　　址 http://www.cspbooks.com.cn

开　　本 880mm × 1230mm　1/64
字　　数 75 千字
印　　张 2.5
版　　次 2025 年 6 月第 1 版
印　　次 2025 年 6 月第 1 次印刷
印　　刷 鸿鹄（唐山）印务有限公司
书　　号 ISBN 978-7-5236-1440-2
定　　价 25.00 元

（凡购买本社图书，如有缺页、倒页、脱页者，本社销售中心负责调换）

内容提要

《心脑血管餐谱看这本就够了》是一本专为心脑血管疾病患者及关注心脑血管健康的人群设计的实用饮食指南。全书共分为十章，首先概述了适宜心脑血管疾病患者食用的食物种类，接下来分别针对心绞痛、高血脂、心力衰竭、风湿性心脏病、高血压、动脉粥样硬化、冠心病、心肌梗死以及脑卒中等具体的心脑血管疾病，提供了针对性的饮食原则和营养建议，还详细介绍了各种病症适宜的食物和饮食搭配，旨在帮助读者通过合理的饮食调整来辅助治疗和预防心脑血管疾病。这是一本全面、实用的心脑血管疾病饮食调理手册，旨在帮助患者通过合理的饮食改善健康状况。

目录

CONTENTS

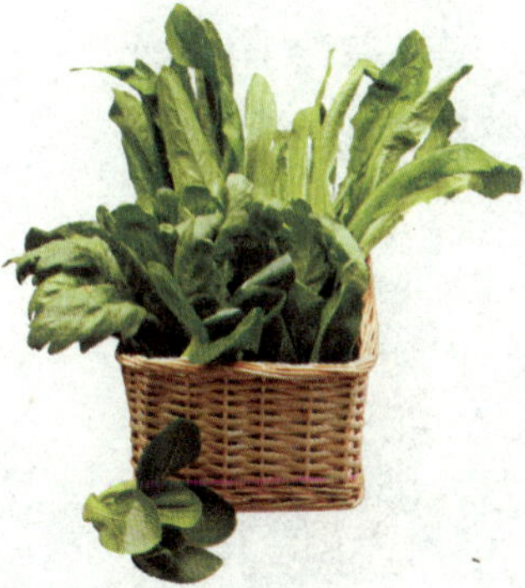

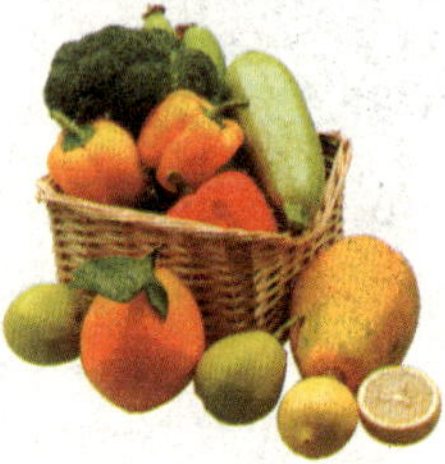

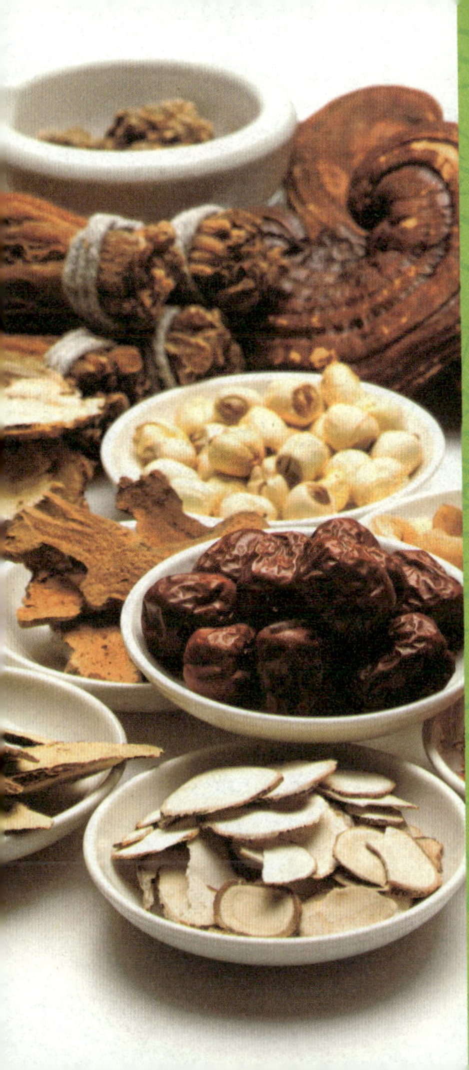

第一章 心脑血管疾病宜吃食物

蔬菜类

胡萝卜

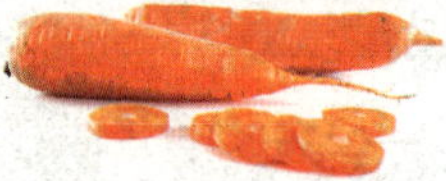

胆固醇含量（每100克）	—
脂肪含量（每100克）	0.2克
钠含量（每100克）	71.4毫克

食材解读

胡萝卜富含胡萝卜素，它是超级抗氧化剂，具有保护心脏的功能。另外胡萝卜中还含有琥珀酸钾，它有助于防止血管硬化，降低胆固醇，对防治高血压有一定的效果。

胡萝卜中丰富的胡萝卜素在人体内可转化为维生素A，从而可以保护视力，使皮肤恢复水嫩光泽。

选购指南

选购胡萝卜时，要选择外形坚实、粗壮，表面呈现浓橙色且光滑者。胡萝卜素在胡萝卜中的不同部位含量有所差别，宜选择那些颈部肉多且粗短的。

— 表示未测定，理论上该食物应该含有一定量该种成分。

黑木耳胡萝卜

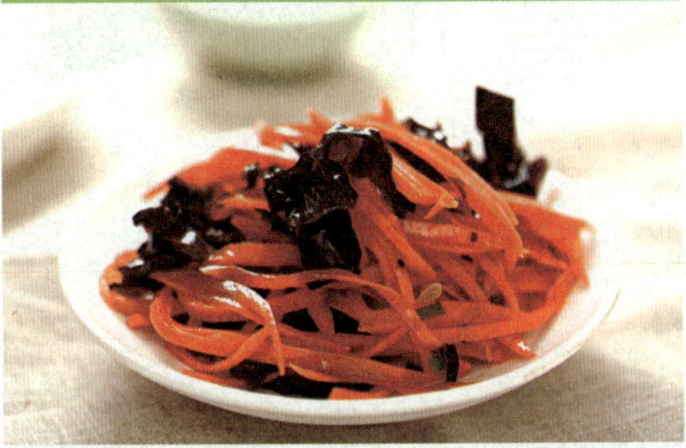

材料 胡萝卜200克，黑木耳50克，葱花适量。

调料 盐、鸡精各适量。

做法 ❶黑木耳用温水泡发，洗净，撕小朵。

❷胡萝卜用清水洗净，去皮，切丝。

❸锅置火上，倒入适量油烧热，下入葱花爆香，放入胡萝卜丝翻炒至均匀。

❹加黑木耳和适量清水烧至胡萝卜丝熟透，调入盐和鸡精即可。

食疗保健功效 胡萝卜性平，味甘，每天吃两根至三根胡萝卜，可降低胆固醇，预防心脑血管疾病，提高机体免疫力。

黄瓜

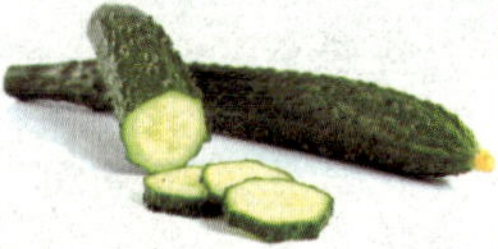

胆固醇含量（每100克）	—
脂肪含量（每100克）	0.2克
钠含量（每100克）	4.9毫克

食材解读

黄瓜中含有一种叫丙醇二酸的成分，有助于抑制糖类物质转变为脂肪，可减少脂肪形成，有瘦身减肥的效果。

黄瓜中所含的维生素C、维生素E能够保护动脉血管壁的结构和功能，预防动脉粥样斑块的形成。而且多吃一些黄瓜还可以有效阻止血小板的凝聚，从而保护心脏。

选购指南

◎ 选购黄瓜时，宜选嫩的、硬邦邦的，最好是带花的（花冠残存于脐部）。

◎ 瓜条肚大、尖头细脖者不宜选购。

苋菜煎黄瓜

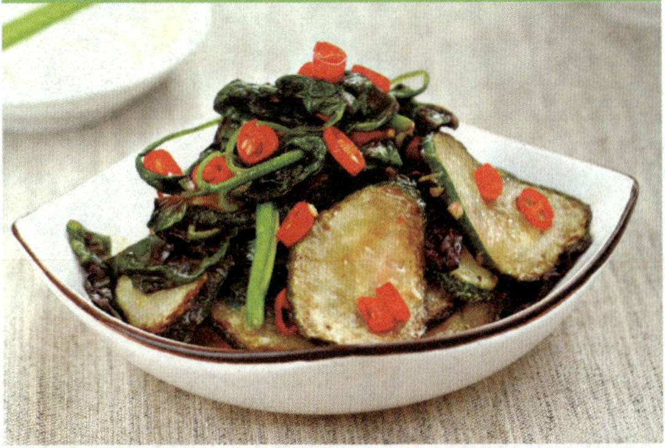

材料 黄瓜400克，苋菜200克，小米椒2个，蒜末、葱末各适量。

调料 酱油、盐各适量。

做法 ❶黄瓜洗净，切成片，加入适量盐抓匀。

❷将苋菜洗净，切成段；小米椒洗净，切圈。

❸锅中放少许油烧热，放入黄瓜片，两面煎至断生，盛出。

❹锅置火上，倒入适量油烧热，将小米椒圈和蒜末、葱末炒香。

❺加入苋菜段，炒出香气，投入黄瓜片，滴入酱油炒匀即可。

圆白菜

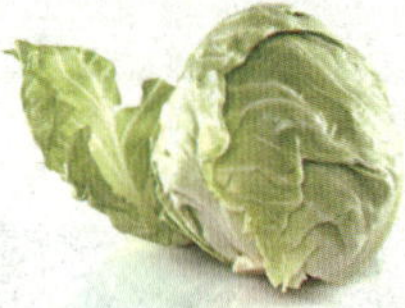

胆固醇含量（每100克）	—
脂肪含量（每100克）	0.2克
钠含量（每100克）	27.2毫克

食材解读

圆白菜中含有丰富的叶酸、维生素C和膳食纤维等营养成分，其中叶酸对贫血患者非常有益，而丙醇二酸则可以抑制糖类转化成脂肪，这对心血管疾病的预防和控制都是非常有益的。

圆白菜具有很好的杀菌、消炎作用。另外，圆白菜还可促进消化，润肠通便，增进食欲，是糖尿病及肥胖患者的理想食品。

选购指南

选购圆白菜时以颜色鲜亮呈绿色、帮叶结实紧凑且层次部较松、无霉斑和老叶者为佳。表面有黑色斑点者不宜选购，那可能是虫子咬过的痕迹。

手撕圆白菜

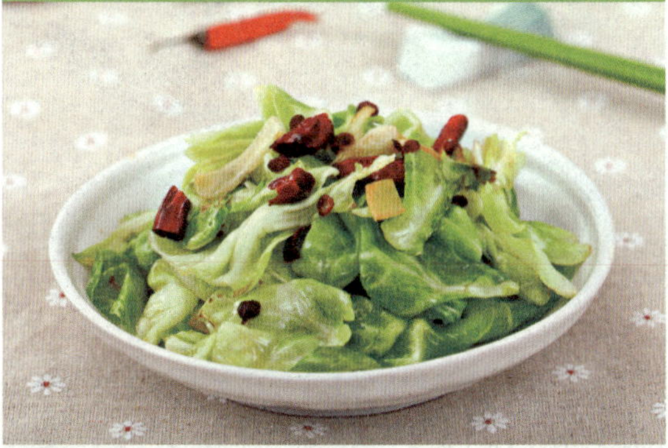

材料 圆白菜500克，干辣椒2个，姜、蒜各适量。

调料 花椒、盐各适量。

做法 ❶先将圆白菜放入水中浸泡10分钟，洗净后撕成片。

❷干辣椒清洗干净后，沥干，切小段；姜、蒜分别去皮切片，备用。

❸油锅烧热，放入花椒、干辣椒段煸炒，再放入姜片、蒜片。

❹翻炒均匀，炒出香味后放入圆白菜片以大火快速翻炒至断生。

❺最后入盐调味，翻炒均匀即可。

茄子

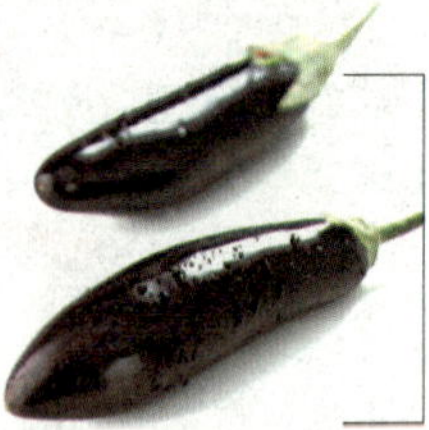

胆固醇含量（每100克）	—
脂肪含量（每100克）	0.2克
钠含量（每100克）	5.4毫克

食材解读

茄子中所含的维生素P可软化血管，增强血管的弹性，对预防和改善高血压及动脉粥样硬化有一定效果。茄子所含的皂素还能降低血液中的胆固醇，有效预防心血管疾病。另外，茄子富含芦丁，可改善微细血管脆性。

茄子性凉，有清热解暑、润肠通便的功效，消化不良及腹泻者不宜多食。

选购指南

选购茄子时要注意在茄子的萼片与果实连接处，有一圈浅色环带，也称茄子的“眼睛”。“眼睛”越大、越宽、越明显，表明茄子越嫩；反之则越老。

香煎茄子

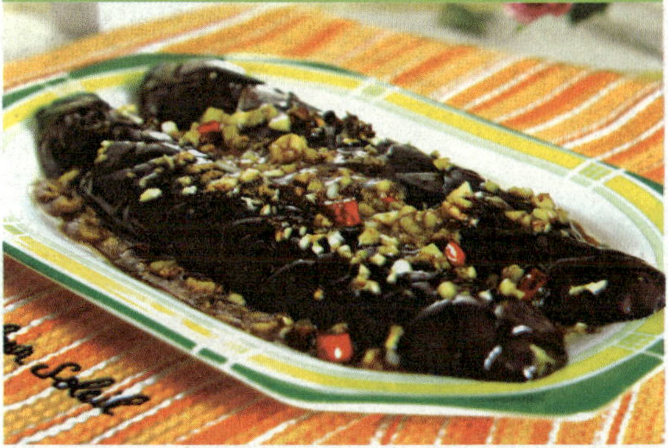

材料 长茄子1根，花生仁50克，蒜、干辣椒、小米椒、葱各适量。

调料 生抽、盐、蚝油各适量。

做法 ❶长茄子洗净，纵向剖成两半，从背面切花刀（不要切到底断开，要保持茄子是连着的）；花生仁碾碎；葱、蒜切末；小米椒切碎。

❷炒锅热油，下干辣椒爆香，去掉干辣椒，加入生抽、盐、蚝油稍煸，然后下切好的长茄子煎制。

❸待茄子稍软时放蒜末、葱末、小米椒碎，再下花生仁碎末。

❹将长茄子与所有材料炒至熟软即可。

油菜

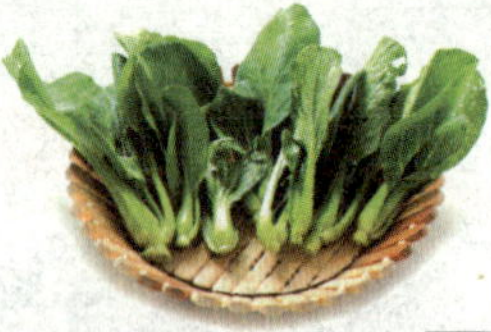

胆固醇含量（每100克）	—
脂肪含量（每100克）	0.5克
钠含量（每100克）	55.8毫克

食材解读

油菜为低脂肪蔬菜，富含膳食纤维，促进肠道蠕动的同时与胆酸盐、食物中的胆固醇及甘油三酯相结合，并随粪便排出，减少脂类的吸收，从而有助于降血脂及预防高血压、动脉粥样硬化和便秘。

另外，油菜中所含大量的胡萝卜素和维生素C，可增强机体免疫力，起到强身健体的作用。

选购指南

选购油菜时以颜色呈深绿色、茎短、叶肉较厚实、无黄烂叶、无病虫斑者为佳。

蚝油蒜汁油菜

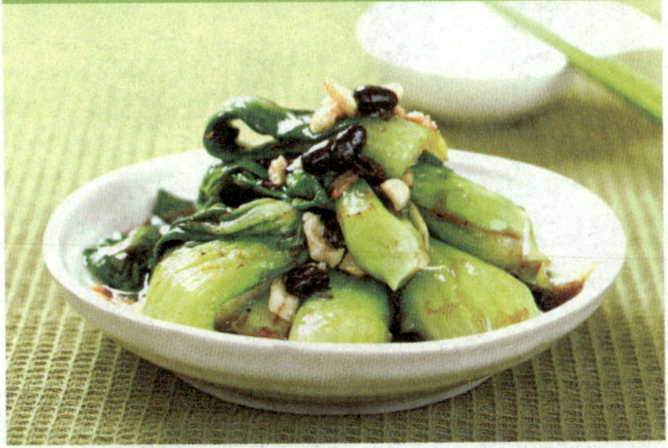

材料 油菜350克，蒜30克。

调料 素蚝油、代糖、盐各适量。

做法 ①油菜洗净，放入加有盐、油的沸水锅中汆烫捞出，过凉，放入碗中；蒜去皮，切末。

②油锅烧热，放入蒜末煸炒出香味，再放入素蚝油翻炒均匀。

③然后加入代糖和适量清水，煮至浓稠，即成酱汁。

④将做法③的酱汁均匀地淋在油菜上即可。

食疗保健功效 油菜还可增强人体内肝脏的排毒能力。牙龈出血、口腔溃疡、血瘀腹痛者宜食。

冬瓜

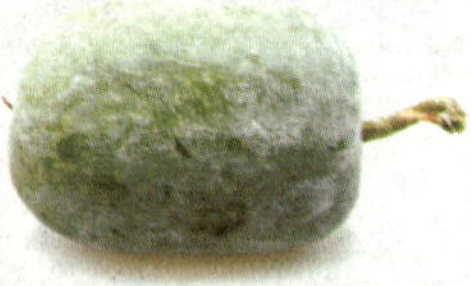

胆固醇含量（每100克）	—
脂肪含量（每100克）	0.2克
钠含量（每100克）	1.8毫克

食材解读

冬瓜含有丰富的膳食纤维，能有效改善血糖水平，还能降血脂。另外，冬瓜中所含的膳食纤维促进肠胃蠕动的同时，还有降低体内胆固醇，防止动脉粥样硬化的作用。

冬瓜之所以具有减肥消肿的功效，是因为冬瓜中富含鸟氨酸、γ－氨基丁酸、天冬氨酸、谷氨酸和精氨酸等营养成分，它们是利尿消肿的基础物质。

选购指南

◎ 在选购冬瓜时，宜选择皮薄细嫩，外形完整、表皮有一层粉末者。

◎ 有腐烂痕迹且受过剧烈震动者不宜选购。

橙汁烧冬瓜

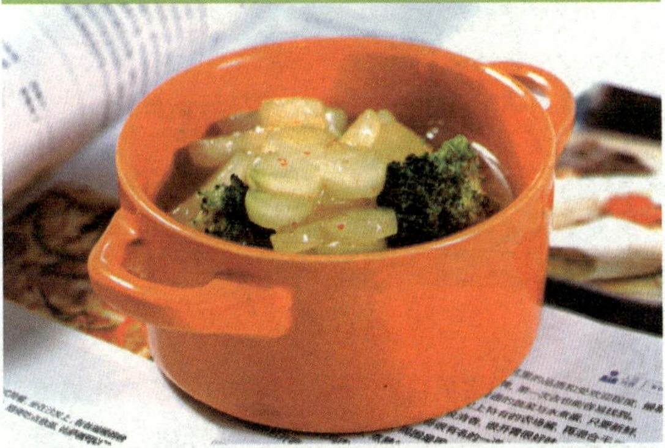

材料 冬瓜300克，西蓝花100克，橙汁1大碗。

调料 番茄酱、盐、代糖、胡椒粉各适量。

做法 ①冬瓜洗净，去皮，切成小片；西蓝花在水中浸泡后洗净，切成小朵。

②将西蓝花、冬瓜片分别入沸水中汆烫，然后放入碗中备用。

③锅中加少许水烧开，倒入橙汁和所有调料，再加入冬瓜片，再次烧开后转用小火，烧至冬瓜软而不烂时倒入盛有西蓝花的碗中即可。

洋葱

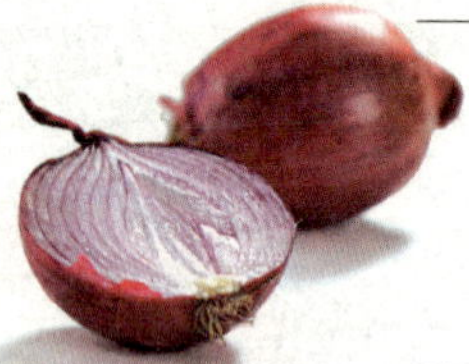

胆固醇含量（每100克）	—
脂肪含量（每100克）	0.2克
钠含量（每100克）	4.4毫克

食材解读

洋葱中所含的类前列腺素类物质可直接作用于血管而使血压下降，还有促进肾脏利尿和排钠的作用，从而起到较好的降压作用。此外，洋葱还有预防血栓形成的功效。

洋葱含有一种被称为烯丙基二硫醚的物质，它具有降低血糖的功能。洋葱中所含的油脂性挥发物硫化丙烯，有辛辣味，能抗寒、杀菌、促进消化。

选购指南

选购洋葱时以黄皮、扁圆形、水分含量低、辛辣味浓、鳞茎颈部细者为佳。另外，还可用手掂量，以手感沉甸者为上选。

牛肉洋葱卷

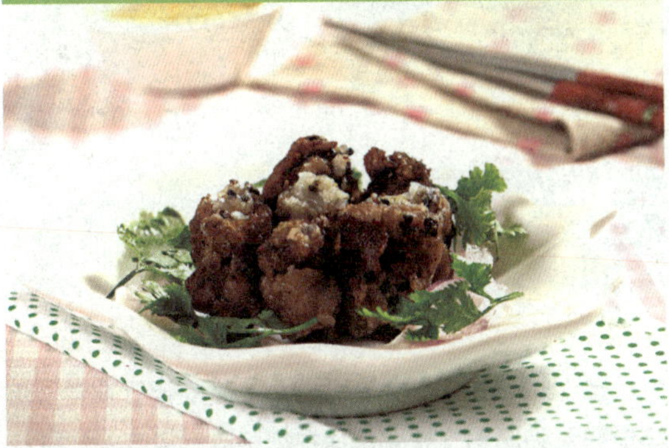

材料 牛肉200克，洋葱末、蒜末各10克，奶油适量，洋葱丝、香菜叶各适量。

调料 盐、黑胡椒各适量，料酒、酱油各少许。

做法 ❶牛肉洗净，切薄片，其余材料均备好。

❷洋葱末加蒜末、盐、黑胡椒拌匀，用牛肉片卷好，放入热化奶油的平底锅中煎至上色，盛出。

❸洋葱丝加入料酒、酱油混合均匀后，倒入锅中略煮，盛出。

❹将做法❸的材料倒入做法❷中的材料上，最后放香菜叶装饰即可。

苦瓜

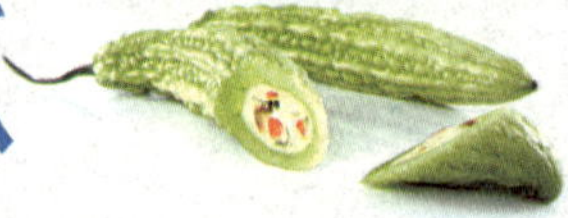

胆固醇含量（每100克）	—
脂肪含量（每100克）	0.1克
钠含量（每100克）	2.5毫克

食材解读

苦瓜的维生素C含量很高，这使得苦瓜具有预防坏血病及动脉粥样硬化、保护细胞膜、提高机体抗应激能力等作用。此外，苦瓜还有降血压、降血糖的作用。

苦瓜能刺激肝脏中解毒酶系统的活性，促进有毒物质或致癌物排出体外，如此就能大大降低癌症的发病率，保持身体健康。

选购指南

苦瓜以表面颗粒大者为佳，颗粒越大、越饱满，表示瓜肉越厚，反之则越薄。

凉拌苦瓜

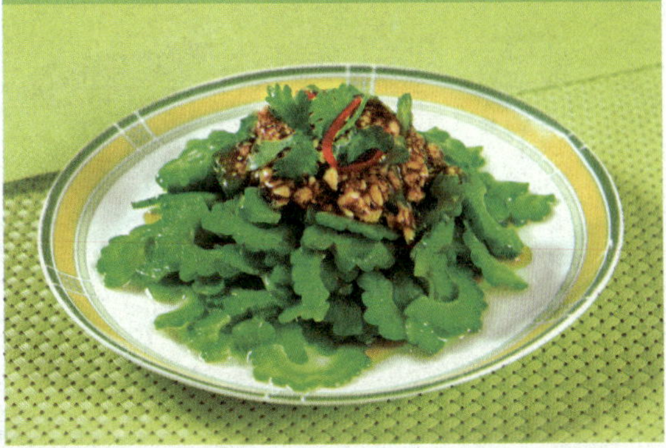

材料 苦瓜400克，姜末、蒜末、香菜叶各适量，红辣椒丝少许。

调料 酱油、盐各适量，代糖、醋、香油各少许。

做法 ❶苦瓜洗净，对切，去瓜瓤后切薄片，然后将苦瓜片入沸水中汆烫后入凉水浸泡，取出，沥干水分，备用。

❷将姜末、蒜末、辣椒末、酱油、盐、代糖、醋、香油放入碗中，调成味汁。

❸淋入苦瓜片中拌匀，撒香菜叶、红椒丝即可。

芦笋

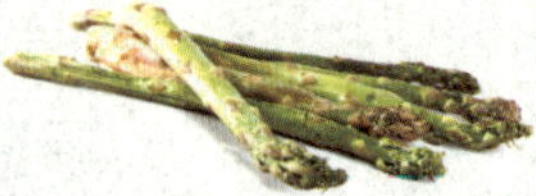

胆固醇含量（每100克）	—
脂肪含量（每100克）	0.1克
钠含量（每100克）	3.1毫克

食材解读

芦笋属于低糖、低脂肪、高纤维素和高维生素的食物，它所含的维生素P、槲皮素及花青素都是抗氧化的高手，能够防止低密度脂蛋白损伤血管，从而能够保证血流顺畅，减少血管的压力。

芦笋含有大量以天冬酰胺为主的非蛋白质含氮物质和天冬氨酸，还含有较多的甾体皂苷物质，这些物质对预防癌症有很好的作用。

选购指南

选购芦笋时以形状正直、表皮鲜亮不萎缩、笋尖花苞抱合紧凑、基部未老化者为佳。可以用手折一下笋茎，易断且较脆、笋皮无丝状物者较嫩。

芦笋拌海带

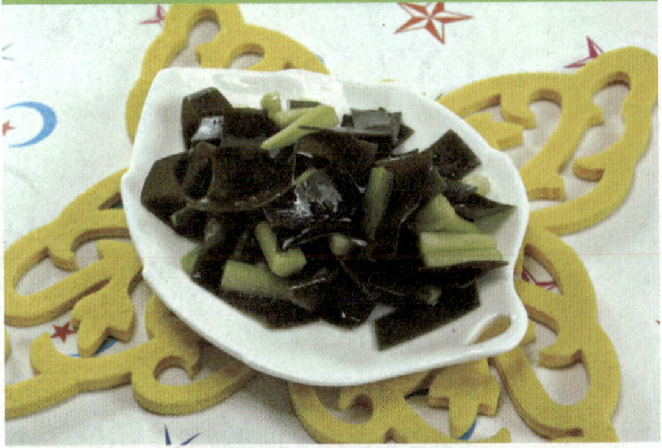

材料 芦笋、海带各200克，蒜末10克。

调料 盐、白醋、香油各适量。

做法 ❶芦笋去老皮，用清水洗净，切成段；海带用清水浸透，冲掉杂质，切成片。

❷锅置火上，加入适量清水烧开，然后放入芦笋段、海带片汆烫至熟，捞起入凉水中冲凉，捞出。

❸碗中放入芦笋段、海带条，加入蒜末、盐、白醋、香油，拌匀即可。

食疗保健功效 海带能预防动脉粥样硬化，降低胆固醇与脂质的积聚。

西蓝花

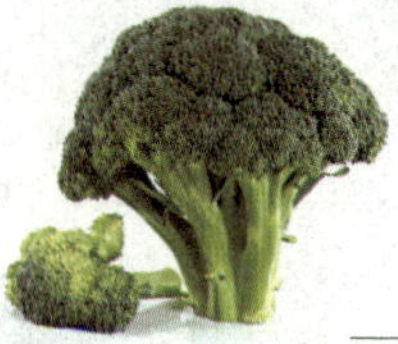

胆固醇含量（每100克）	—
脂肪含量（每100克）	0.6克
钠含量（每100克）	18.8毫克

食材解读

西蓝花所含的叶黄素及槲皮素可以说是保护心血管的两员“大将”，能阻止低密度脂蛋白损伤血管壁，减少动脉粥样硬化的发生，保护血管健康。

西蓝花所含的维生素A能使皮肤保持弹性、增强皮肤的抗氧化能力、延缓皮肤衰老。另外，西蓝花富含维生素C，可提高人体免疫力，促进肝脏排毒，增强抗病能力。

选购指南

挑选西蓝花时，一般以手感重者为佳。但需要注意的是，如果花球过硬则不要购买，这样的西蓝花一般比较老，不适合食用。

西蓝花拌牛肉

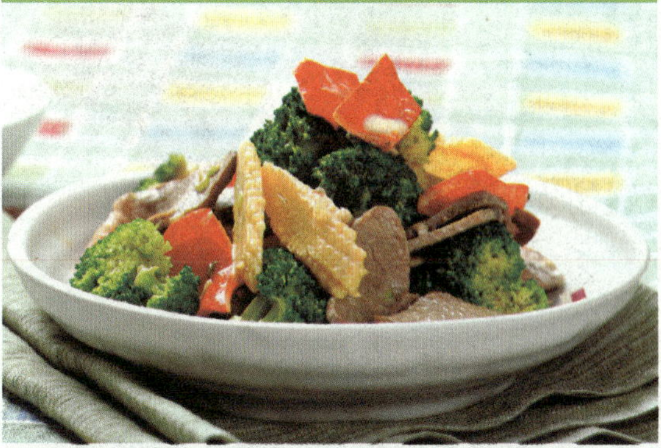

材料 西蓝花180克，牛里脊肉100克，红椒、玉米笋各50克，蒜末、葱末各适量。

调料 味噌适量，盐、香油、白醋、代糖各少许。

做法 ①将牛里脊肉洗净，切薄片，放入沸水中汆烫熟；西蓝花洗净，切成小块。

②玉米笋洗净，切斜片；红椒去蒂及子洗净，切片，备用。

③将西蓝花块、玉米笋片、红椒片分别放入沸水中烫熟，捞出，用凉开水泡凉，捞出沥干，放入盘中。

④将所有调料加入盛有材料的盘中拌匀，放入冰箱中冷藏15分钟即可。

南瓜

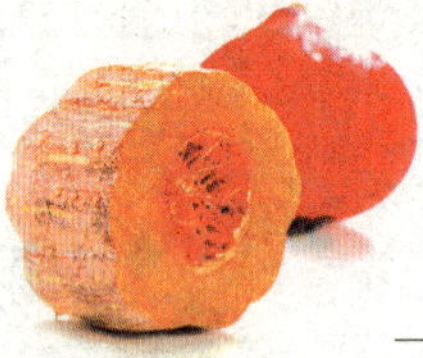

胆固醇含量（每100克）	—
脂肪含量（每100克）	0.1克
钠含量（每100克）	0.8毫克

食材解读

南瓜作为高钙、高锌、高铁、低钠的食品，有利于预防骨质疏松和高血压，特别适合中老年人及高血压患者食用。

南瓜中含有丰富的锌，锌能参与人体内核酸、蛋白质的合成，是肾上腺皮质激素的固有成分及人体生长发育的重要物质。另外，它所含的果胶可以保护胃肠道黏膜免受粗糙食物的刺激，维护胃肠道健康。

选购指南

相同体积的南瓜，宜选择重量较重且呈现金黄色的；表皮有溃烂或切开后有酒精味者不宜选购。

金沙南瓜

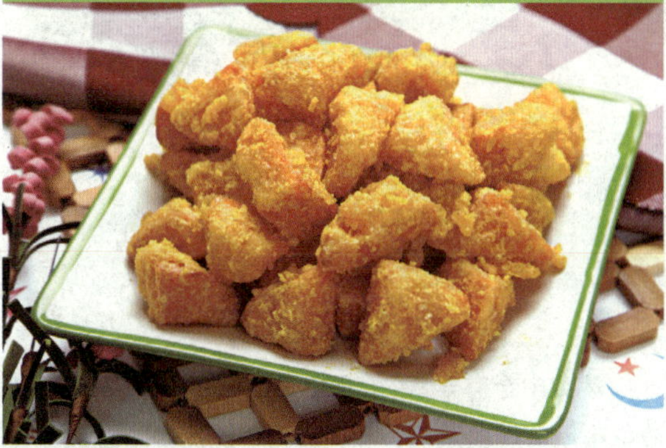

材料 南瓜300克，咸蛋5个，低筋面粉50克。

调料 无。

做法 ❶南瓜去皮，洗净，切块，入沸水中煮至熟软，备用。

❷咸蛋蒸熟，取蛋黄放入碗内，用汤匙压成泥。

❸将南瓜块薄薄地裹上一层低筋面粉，入热油锅中煎至酥脆，捞出沥油。

❹锅留底油烧热，放入咸蛋黄泥炒至起泡，将煎好的南瓜块倒入锅中翻炒均匀，待南瓜条均匀地裹上咸蛋黄即可。

菠菜

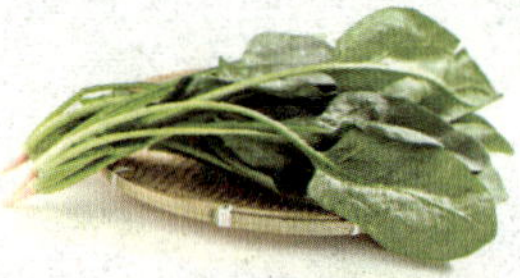

胆固醇含量（每100克）	—
脂肪含量（每100克）	0.3克
钠含量（每100克）	85.2毫克

食材解读

菠菜中含有丰富的叶酸，多摄入叶酸可以降低血液中半胱氨酸的浓度，保护血管，进而预防心血管疾病的发生。

菠菜中所含的胡萝卜素在人体内能转变成维生素A，从而维持正常视力和保护上皮细胞的健康、增强抵抗力、促进儿童生长发育。另外，菠菜也可防治便秘和痔疮、防止衰老及防治缺铁性贫血。

选购指南

挑选菠菜以色泽浓绿、叶柄短、叶面宽、根小色红、叶色深绿者为佳；茎叶老，抽薹开花，带黄烂叶者不宜选购。

麻酱菠菜卷

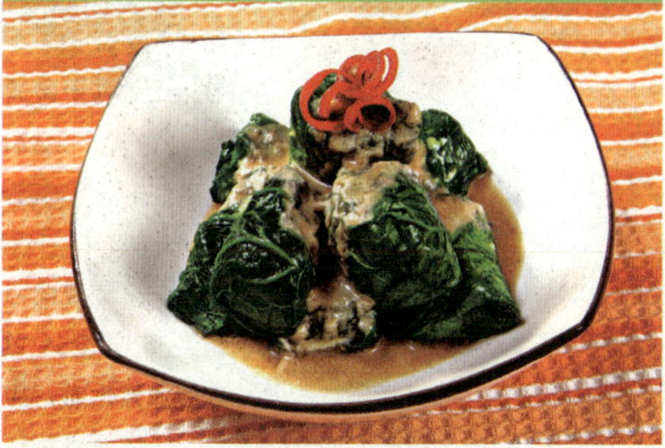

材料 菠菜300克，柴鱼片、蒜泥、熟白芝麻、红椒丝各少许。

调料 芝麻酱、代糖各少许，酱油适量。

做法 ①菠菜洗净，去根部，放入滚沸的水中汆烫片刻，捞出泡入冰水中，冷却后挤干水分。

②将处理好的菠菜对折，用寿司竹帘卷成卷状，稍用力挤压出多余水分后再包紧定型，备用。

③将蒜泥、芝麻酱、代糖、酱油拌匀成酱汁。

④将定型的菠菜拆去竹帘，切段，整齐放入盘中，然后淋上酱汁。

⑤最后撒上柴鱼片、熟白芝麻、红椒丝即可。

芹菜

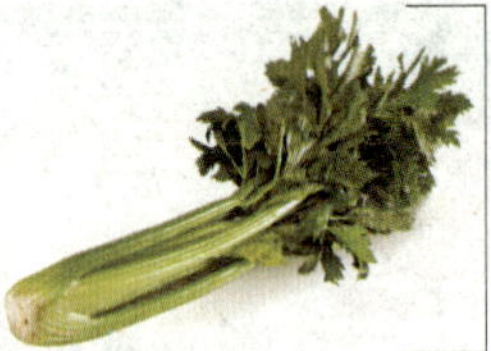

胆固醇含量（每100克）	—
脂肪含量（每100克）	0.1克
钠含量（每100克）	73.8毫克

食材解读

芹菜中含有酸性的降压成分，可使血管扩张，能对抗烟碱、山梗茶碱引起的升压反应，降低血压。另外，芹菜含铁较高，适当食用可避免缺铁性贫血。

芹菜是高纤维食物，具有保健通便的功效，它经肠道内消化会产生一种木质素和肠内酯的物质，这种物质可以加快粪便在肠内的运转时间，减少致癌物质与结肠黏膜的接触，预防结肠癌的发生。多食芹菜还可清热解毒、除烦安神、祛病强身。

选购指南

选购芹菜时，宜选择干净、肉厚、质密的芹菜，且菜心结构要完好，分枝应脆嫩易折。

拌芹菜三丝

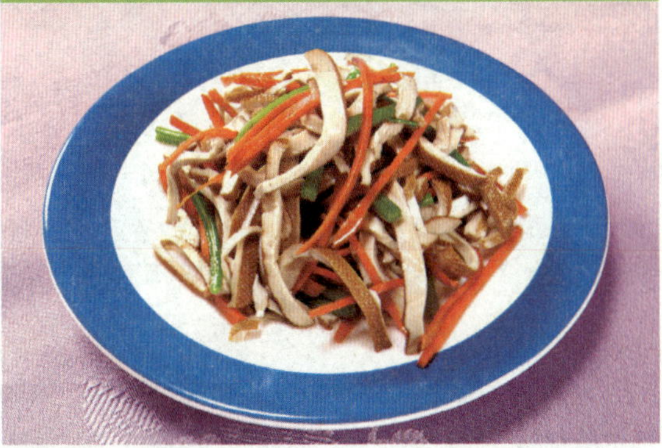

材料 芹菜100克，豆腐干5片，胡萝卜丝适量。

调料 盐、香油、香菇精各少许。

做法 ❶芹菜择洗干净，切成段；豆腐干先横向片开，再切成丝。

❷锅中加水煮沸后，放入豆腐干丝，以大火烧开，再放入芹菜段和胡萝卜丝氽烫，捞出，沥干；以上材料放入碗中，加入所有调料拌匀即可。

大蒜

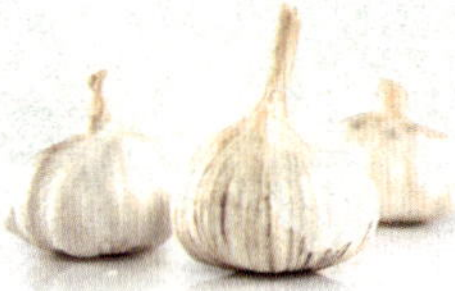

胆固醇含量（每100克）	—
脂肪含量（每100克）	0.2克
钠含量（每100克）	19.6毫克

食材解读

大蒜对人体的作用很多，比如它可防止心脑血管中的脂肪沉积，促进组织内部脂肪代谢，降低胆固醇，降低血浆浓度，调节血压，舒张血管，抑制血栓形成以及预防动脉粥样硬化。

大蒜中所含的大蒜素能抑制血小板活性，有活血化瘀、散寒通络的功效。同时，对多种细菌、原虫、微生物等都有抑制和杀灭作用。另外，大蒜中还含有蒜胺，对大脑非常有益。

选购指南

选购大蒜时，以蒜皮呈白色、蒜瓣饱满而硬实、根基部略微凹陷、蒜瓣大小均匀、水分充足者为佳。

蒜泥火腿拌黄瓜

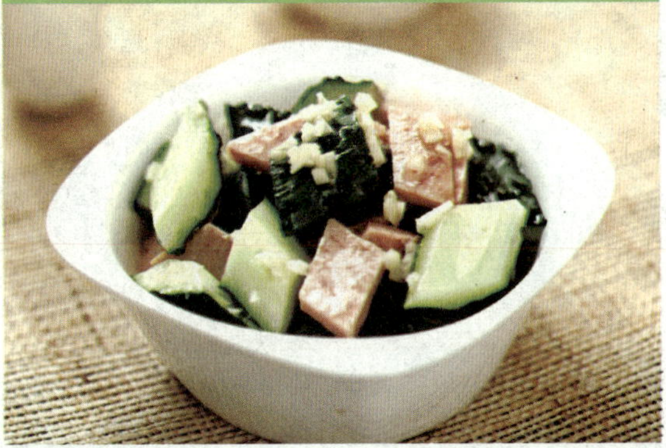

材料 黄瓜2根，火腿100克，大蒜5瓣。

调料 盐、味精、醋、香油各适量。

做法 ❶将黄瓜用清水洗净，剖为两半，然后切成小块；火腿切斜块；将切好的黄瓜块和火腿块装入碗内；蒜切成末，备用。

❷取一小碗，调入适量盐、味精、醋、香油和蒜末搅拌均匀，然后倒入装有黄瓜块和火腿块的碗中，拌匀即可。

食疗保健功效 黄瓜可除湿利尿、排毒养颜，患有心脑血管疾病且体形偏胖的患者可适当食用。

香菇

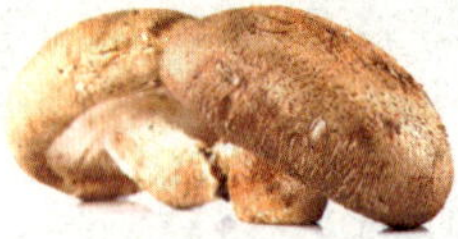

胆固醇含量（每100克）	—
脂肪含量（每100克）	0.3克
钠含量（每100克）	1.4毫克

食材解读

香菇中含有香菇多肽，可预防血管硬化，降低血压。从香菇中可分离出具有降低血清胆固醇作用的成分，所以香菇还具有降低胆固醇、预防动脉粥样硬化的功效。

经常食用香菇，可以预防幼儿因为缺乏维生素D引起的血磷、血钙代谢障碍所导致的佝偻病。另外，香菇也可用于治疗消化不良、便秘等症。

选购指南

新鲜香菇宜挑选色白、肉厚、质嫩、清香味鲜者。干香菇宜挑选菌褶完整、菇脚较短、色泽呈褐色且有光泽者。

香菇笋丁

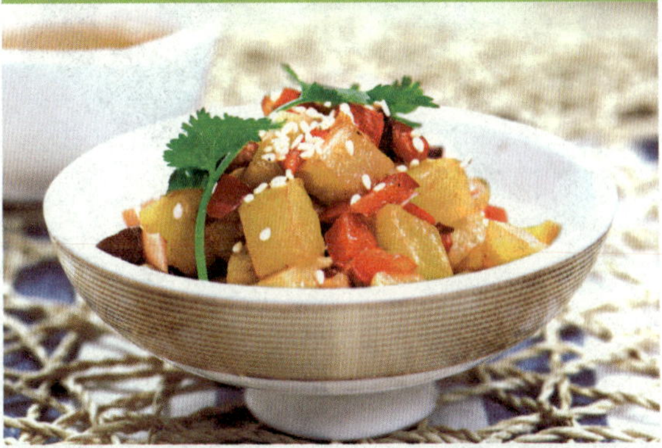

材料 莴笋200克，鲜香菇100克，葱末适量，熟白芝麻、香菜叶、红辣椒各少许。

调料 酱油、代糖、盐、鸡精各适量。

做法 ❶将鲜香菇放入淡盐水中浸泡10分钟左右，洗净后切小块；莴笋切成小块；红辣椒切末。

❷锅内热油，放入葱末爆香，再倒入香菇块和莴笋块翻炒片刻。

❸接着调入酱油、代糖、盐、鸡精继续炒约2分钟，放入红辣椒末炒匀。

❹最后撒熟白芝麻，点缀上香菜叶即可。

黑木耳

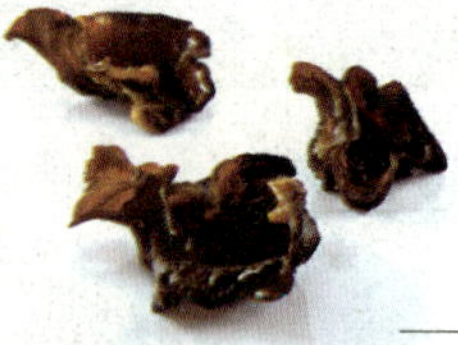

胆固醇含量（每100克）	—
脂肪含量（每100克）	1.5克
钠含量（每100克）	48.5毫克

食材解读

黑木耳中铁的含量极为丰富，常吃黑木耳能养血驻颜，肌肤红润，可有效预防和改善缺铁性贫血。

黑木耳所含的腺嘌呤核苷可抑制血小板聚集、溶解血栓，稳定血压，预防心血管病变。

黑木耳具有降低胆固醇、抑制血栓形成、预防动脉粥样硬化、延缓衰老的作用。

黑木耳中含有丰富的胶质，能够吸附体内的灰尘和杂质，将其排出体外，从而起到清洁肠胃的作用。

选购指南

选购新鲜黑木耳以耳大肉厚、坚挺有弹性者为佳。选购干木耳以整耳收缩均匀，干薄完整者为佳。

凉拌黑木耳

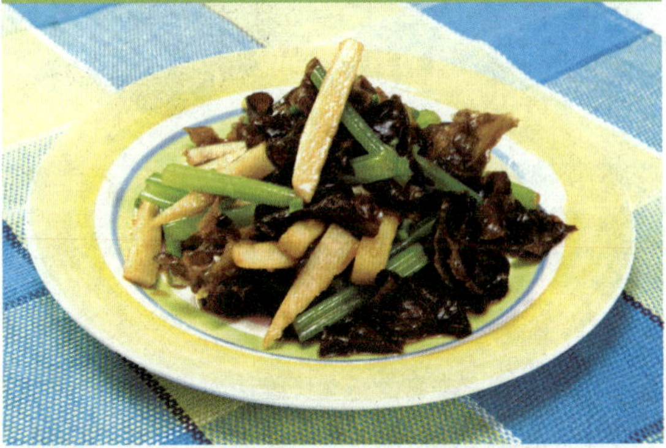

材料 山药100克，芹菜80克，干黑木耳50克，葱末、姜末各适量。

调料 醋、味精、香油各少许，盐、酱油各适量。

做法 ❶干黑木耳先用清水泡发，撕成小朵，再入热水中氽烫后，捞出，沥干水分，放入盘中，备用。

❷芹菜削去老筋，切成宽条，在热水中快速氽烫后捞出，放在黑木耳上。

❸山药削去外皮，切粗条，入沸水中烫熟，放入盘中，备用。

❹将所有调料入碗中拌匀，加入葱末和姜末，淋在黑木耳、芹菜、山药上拌匀即可。

海带

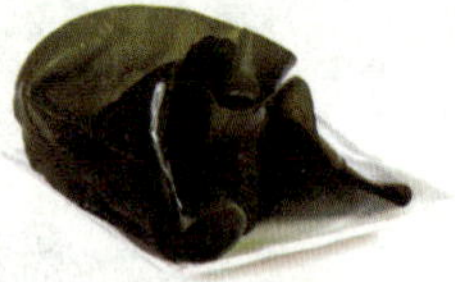

胆固醇含量（每100克）	—
脂肪含量（每100克）	0.1克
钠含量（每100克）	8.6毫克

食材解读

海带中含有丰富的膳食纤维，而且是以水溶性纤维为主，有助于降低血液中的胆固醇。另外，海带中所含的淀粉也可降血脂、降血压。

海带富含碘，能预防地方性甲状腺肿大和维持甲状腺的正常功能。海带中的褐藻酸有预防白血病的作用，亦有一定的止血功效，并能减少放射性元素锶在肠道中的吸收。

选购指南

选购海带要注意三点：其一是海带上要有“白霜”；其二是叶宽厚、色浓绿、紫中微黄、无枯黄叶；其三是手感不黏。

凉拌海带丝

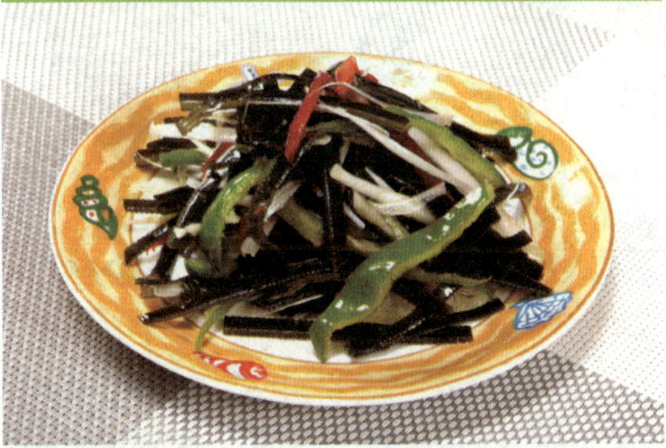

材料 海带200克，葱10克，蒜少许，青椒、红椒各适量。

调料 盐、味精各少许，香油适量。

做法 ❶海带洗净，切丝；葱洗净，切丝；蒜去皮剁蓉；青、红椒均洗净，切丝。

❷锅中加入适量清水，以大火烧开后放入海带丝略微汆烫，捞出，沥干水分。

❸将海带丝放入盘中，加入葱丝、蒜蓉、青椒丝、红椒丝拌匀。

❹最后调入盐、味精，淋香油即可。

海蜇

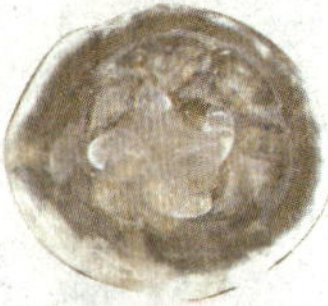

胆固醇含量（每100克）	8毫克
脂肪含量（每100克）	0.3克
钠含量（每100克）	325.0毫克

食材解读

海蜇中所含的甘露多糖胶质可以有效预防动脉粥样硬化，海蜇中还含有类似于乙酰胆碱的物质，这种物质对高血压患者也非常有益，因为它可以有效地降低血压。

海蜇中碘的含量非常丰富，所以经常吃海蜇可以预防甲状腺肿大，对很多人来说海蜇都是一种美味又营养的食品。

选购指南

选购海蜇时，以颜色呈淡白色或稍带黄色、无杂色和黑斑、片大平整、肉厚有韧性者为佳。有异味或颜色深浅不均者不宜选购。

西瓜皮拌海蜇皮

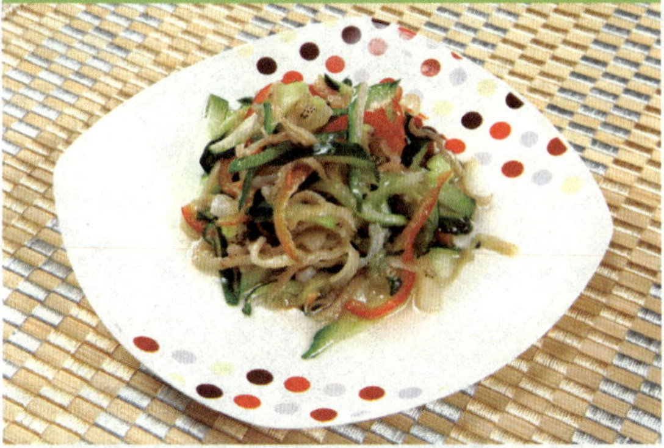

材料 西瓜皮200克，海蜇皮丝300克，葱丝、红椒丝、蒜末各适量。

调料 盐、鸡精、代糖各适量，香油少许。

做法 ❶海蜇皮丝入沸水中汆烫，捞出沥干。

❷西瓜皮切成细丝，加入盐抓匀腌渍，待瓜皮出水，挤干水分。

❸西瓜皮丝放在盘中，加入海蜇皮丝、葱丝、红椒丝、蒜末，再加入其余调料搅拌均匀即可。

食疗保健功效 海蜇皮可改善高血压患者头昏脑涨、口渴、便秘的症状及中老年人急慢性支气管炎的症状。

玉米

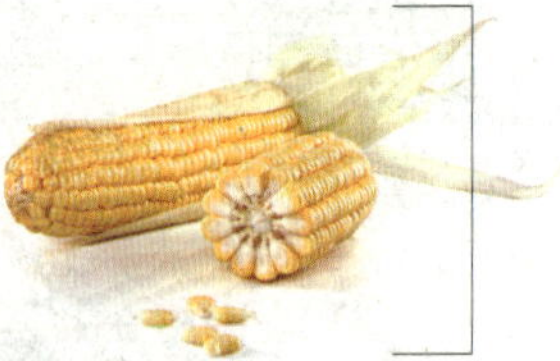

胆固醇含量（每100克）	—
脂肪含量（每100克）	1.2克
钠含量（每100克）	1.1毫克

食材解读

玉米富含膳食纤维，常食可加速有毒物质的排泄，而以玉米胚芽榨成的玉米油富含不饱和脂肪酸，对降低血胆固醇和预防冠心病有一定作用。

玉米胚芽所含的营养物质能促进人体新陈代谢、调节神经系统、使皮肤细嫩光滑。另外，玉米还含有丰富的B族维生素，可以保持消化系统健康，并促进血液循环。

选购指南

选购玉米时，以果身修长、苞叶包裹紧实、颗粒饱满且集中在中下部、色泽金黄者为佳。若有发霉迹象千万不能购买。

培根玉米

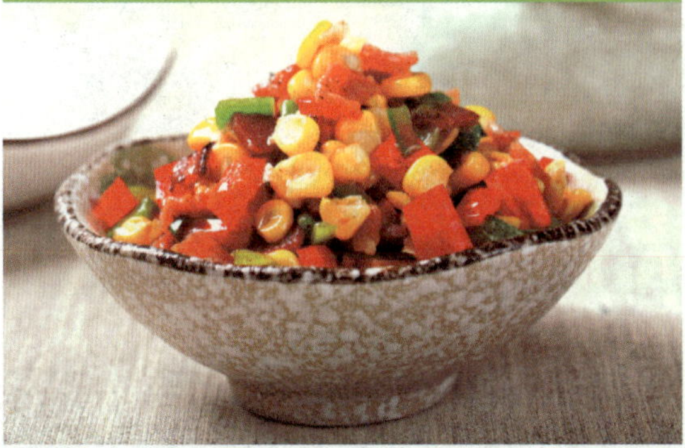

材料 玉米粒300克，培根100克，青、红椒各50克，洋葱适量。

调料 盐、料酒、代糖、鸡精各适量。

做法 ❶青、红椒以及洋葱分别洗净后切丁；培根切小片，备用。

❷锅置火上，入培根片用小火煎炒，当培根片炒至出油时，入玉米粒及青、红椒丁，转为大火翻炒，调入料酒，入洋葱丁再翻炒，调入盐、代糖、鸡精炒匀起锅即可。

注意事项 这道菜所用材料都很易熟，翻炒时间不宜太长。

荞麦

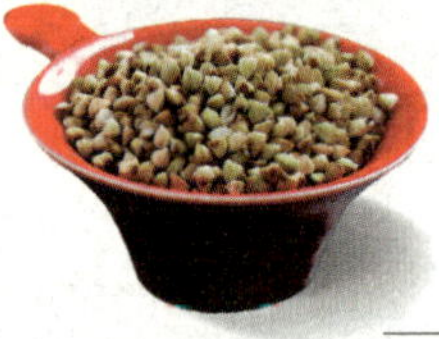

胆固醇含量（每100克）	—
脂肪含量（每100克）	2.3克
钠含量（每100克）	4.7毫克

食材解读

荞麦所含的芦丁，可以有效降低人体内血脂和胆固醇含量，起到软化血管、保护视力和预防脑血管出血的作用。

荞麦含有的烟酸成分能促进机体新陈代谢，增强解毒能力。另外，荞麦中含有丰富的膳食纤维，能够促进肠道蠕动，加速体内有毒物质的排出，保持肠道的健康。

选购指南

选购荞麦时，以颗粒饱满、大小均匀且有光泽、无异味者为佳。另外，也可以在挑选的时候用手捏一捏，感觉质地坚实且表面圆润者适宜购买。

荞麦薏米豆浆

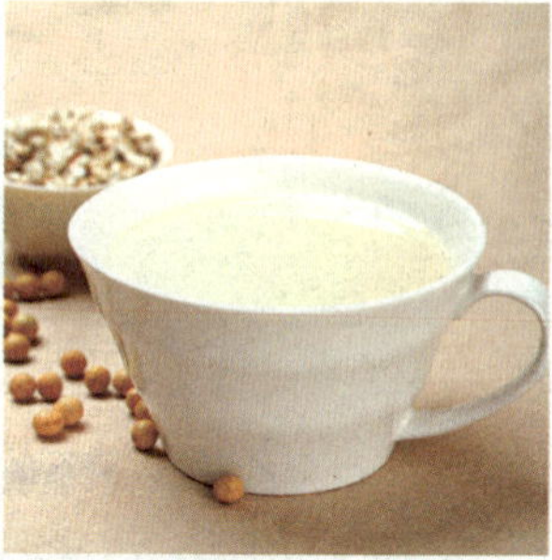

材料 黄豆50克，薏米、荞麦各15克。

调料 无。

做法 ①将黄豆用水浸泡至软，洗净；薏米、荞麦分别淘洗干净，用水浸泡。

②将材料同倒入全自动豆浆机中，加入适量水煮成豆浆即可。

大枣全麦饭

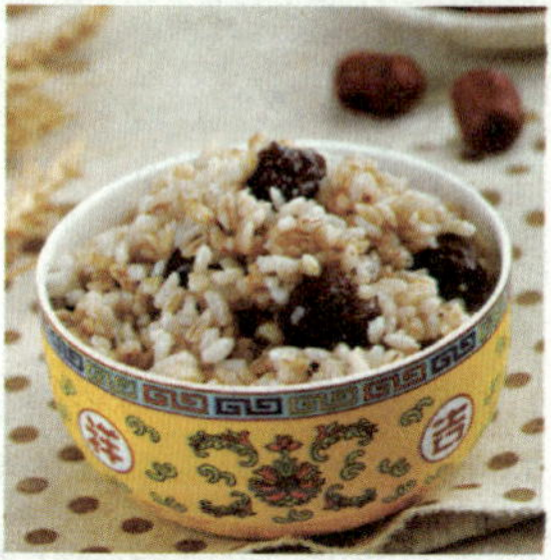

材料 荞麦、大米各60克，燕麦、大麦、小麦各50克，大枣适量。

调料 无。

做法 ①将所有材料均用清水洗净，入水浸泡，大枣去核。

②电饭煲内加水及所有材料煮成饭即可。

燕麦

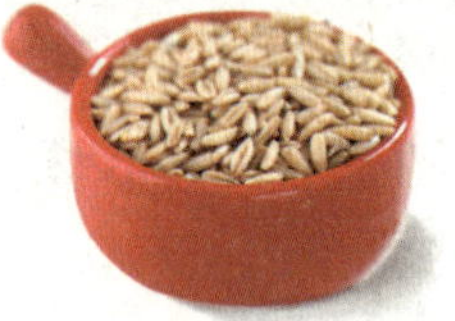

胆固醇含量（每100克）	—
脂肪含量（每100克）	0.8克
钠含量（每100克）	3.2毫克

食材解读

燕麦含有丰富的膳食纤维，经常食用有非常好的降糖、减肥的功效。燕麦中含有抗氧化剂可以有效降低血液中的胆固醇，常食燕麦可预防心脑血管疾病的发生。

现代医学研究发现，燕麦含有多种酶类，可以抑制老年斑的形成，延缓细胞衰老。燕麦还可有效改善血液循环、润肠通便、预防骨质疏松和强筋健骨。

选购指南

选购燕麦时，宜选择颗粒饱满且散发清香者。选购时应当注意各种营养燕麦片中蛋白质、钙和维生素等营养成分均不及普通燕麦片。

燕麦炖鳕鱼

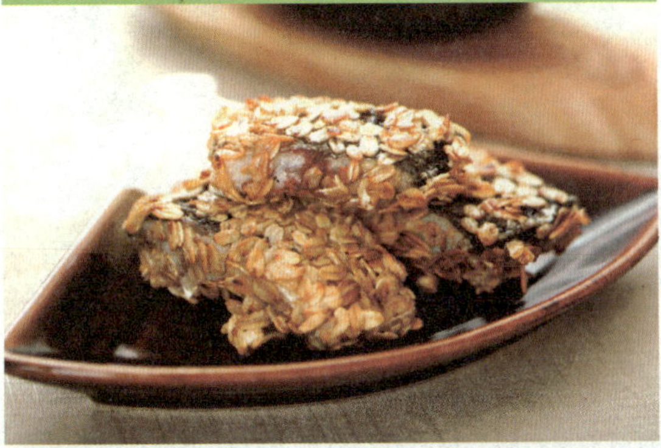

材料 面粉50克，燕麦片200克，鳕鱼300克，鸡蛋（打散）1个，柠檬半个。

调料 卡夫奇妙酱、芥末酱各10克，盐、味精各适量。

做法 ❶柠檬去皮，入榨汁机中榨汁；鳕鱼切块，加入盐、味精、柠檬汁拌匀，裹上面粉，挂上蛋液，拍上燕麦片。

❷锅置火上，倒入适量油，烧至三成热时，放入鳕鱼块，炸熟，捞出沥油，摆放于盘中。

❸卡夫奇妙酱和芥末酱入小碗中搅拌均匀，浇在鱼排上即可。

薏米

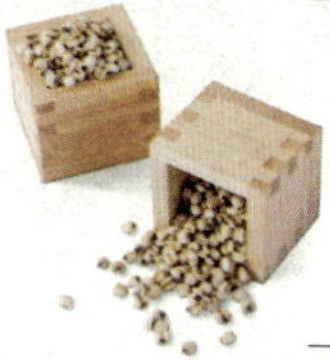

胆固醇含量（每100克）	—
脂肪含量（每100克）	3.3克
钠含量（每100克）	3.6毫克

食材解读

薏米富含淀粉、蛋白质、各种维生素及人体所需的多种氨基酸，可起到扩张血管和降低血糖的作用，对高血压、高血糖患者有益。

薏米是一种美容食品，常食可以保持人体皮肤光泽细腻，对脱屑、皲裂、皮肤粗糙等有良好的改善作用。此外，薏米还有清热除湿、健脾益胃的作用，可用于镇静止痛、缓和拘挛以及对于便溏腹泻的治疗。

选购指南

选购薏米时，以粒大完整、饱满、结实、杂质及粉屑少者为佳，宜装于有盖密封容器内，置于阴凉、通风、干燥处保存，并注意防潮。

玫瑰薏米豆浆

材料 黄豆60克，玫瑰花15朵，薏米30克。

调料 代糖适量。

做法 ❶将黄豆、薏米分别用清水浸泡至软，洗净；玫瑰花洗净。

❷将泡好的黄豆、薏米一同倒入全自动豆浆机中，加水煮开，再加入玫瑰花煮成豆浆。

❸将豆浆过滤后加代糖调味即可。

百合薏米豆浆

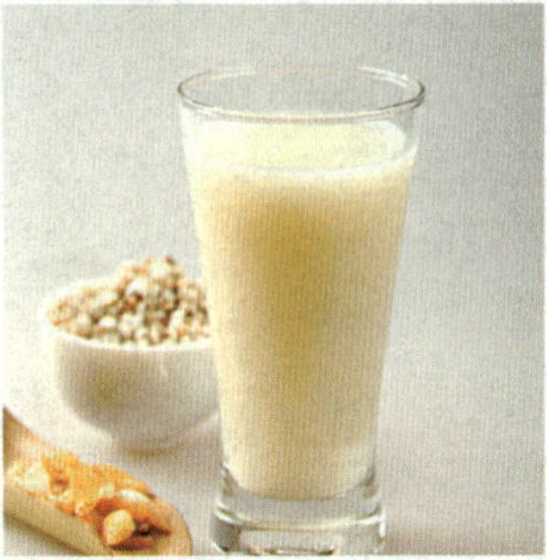

材料 黄豆50克，干百合10克，薏米15克。

调料 代糖适量。

做法 ❶将黄豆用清水泡软；薏米、干百合分别入清水中浸泡3小时。

❷将泡好的黄豆、薏米和干百合一同放入全自动豆浆机中，加入适量水煮成豆浆。

❸将豆浆过滤后加入适量代糖调味即可。

甘薯

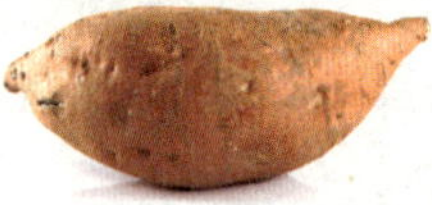

胆固醇含量（每100克）	—
脂肪含量（每100克）	0.2克
钠含量（每100克）	28.5毫克

食材解读

甘薯含有黏液蛋白，能够防止肝脏和肾脏结缔组织萎缩，提高机体免疫力，还可保持血管壁的弹性，防止动脉粥样硬化的发生。

在切甘薯时会渗出一种白色液体。这种白色液体具有缓下作用，膳食纤维与之相互作用，使得甘薯的通便作用不急也不缓。另外，甘薯还能抑制肌肤老化，防止出现雀斑，延缓衰老。

选购指南

选购甘薯时，以外表干净、光滑、形状好、坚硬和发亮者为佳。体形圆胖、外皮有黑斑者不宜选购。

微波甘薯

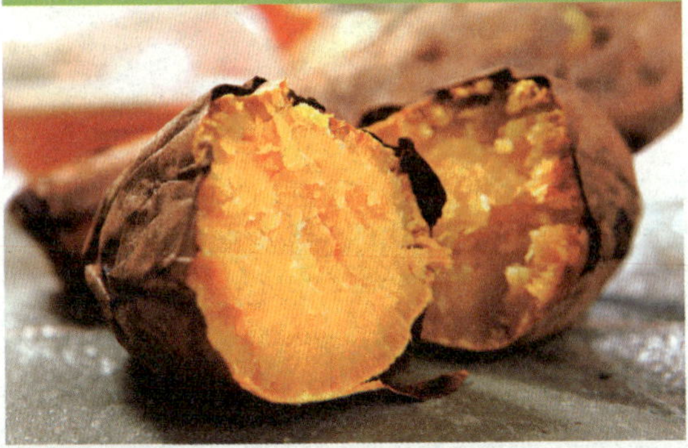

材料 甘薯2个。

调料 无。

做法 ❶将甘薯清洗干净，保留外皮的水分，然后用几张厨房纸巾将甘薯包裹起来。

❷在外层再用报纸包裹上一层，以免水分外流。

❸将包上报纸的甘薯放入微波炉的托盘上，用高火加热3～4分钟，取出再翻个面，再继续加热3～4分钟，至两边熟透即可。

注意事项 甘薯不宜选择特别大的，一般来说选择那种细长的最合适。如果选择的甘薯比较大，可以增加烤制的时间。

豆腐

胆固醇含量（每100克）	—
脂肪含量（每100克）	3.7克
钠含量（每100克）	7.2毫克

食材解读

豆腐中含有丰富的大豆蛋白，不含胆固醇，有降低胆固醇、甘油三酯和低密度脂蛋白的功效，因此，有助于预防心血管疾病，也是高血压、高血脂及动脉硬化冠心病患者的食疗佳品。

豆腐中富含大豆卵磷脂，除了对神经、血管及大脑的生长发育有重要的作用，还能预防老年痴呆症。豆腐中含有大量的雌激素——类黄酮，可以有效地补充雌激素，预防及改善更年期综合征。

选购指南

选购豆腐时，以颜色白中略带微黄为佳；颜色过白的豆腐不宜购买，可能添加漂白剂的缘故。

红烧鸡丁豆腐

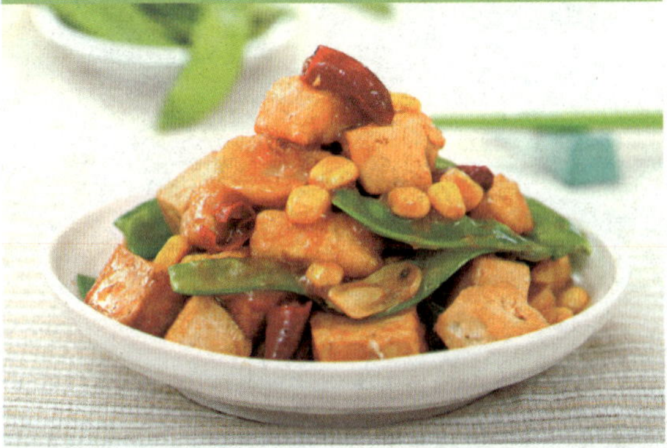

材料 豆腐200克，鸡胸肉150克，荷兰豆50克，玉米粒30克，干辣椒段、蒜片各适量。

调料 橄榄油、料酒、红烧酱油、盐各适量，水淀粉少许。

做法 ❶鸡胸肉洗净，切丁，加橄榄油、料酒、水淀粉、盐腌渍片刻，入热油锅中滑炒至发白后盛出。

❷豆腐洗净，切丁，入热油锅中稍煎盛出。

❸油锅烧热，爆香干辣椒段、蒜片，下鸡胸肉丁、豆腐丁、红烧酱油、盐和适量清水，用中火烧2分钟左右，再放入荷兰豆和玉米粒烧至所有材料熟透，以水淀粉勾芡即可。

绿豆

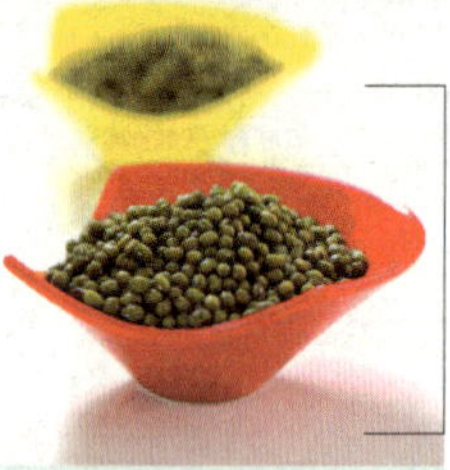

胆固醇含量（每100克）	—
脂肪含量（每100克）	0.8克
钠含量（每100克）	3.2毫克

食材解读

绿豆对高血压患者有很好的食疗作用，不仅有助于降压，减轻患者头痛、头晕等不适症状，而且常吃绿豆还能防止血脂升高。

绿豆具有清暑益气、止渴利尿的作用，夏天用绿豆煮汤来解暑最为理想，不仅能补充水分，还能及时补充流失的无机盐，维持体内电解质的平衡。

选购指南

选购绿豆的时候一定注意挑选无霉烂、无虫蛀、无杂质、表面大小匀称、颗粒饱满、无干瘪、圆润有光泽者。优质绿豆具有清香气味，不宜选购有异味的绿豆。

山楂绿豆汤

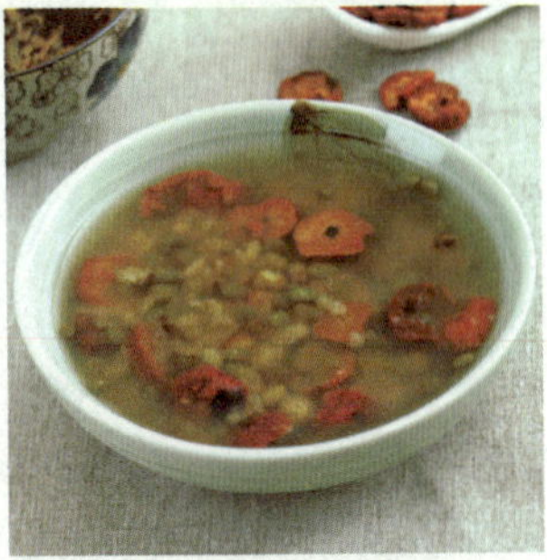

材料 绿豆30克，山楂、扁豆各10克，厚朴花适量。

调料 盐、鸡精各适量。

做法 锅内加热水，放入泡软的绿豆、山楂、扁豆，煮熟后加入厚朴花，小火稍煮，加入盐、鸡精调味即可。

花粉瓜米绿豆浆

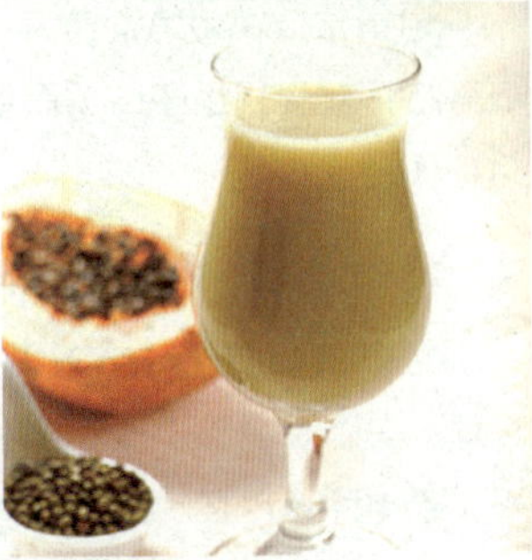

材料 绿豆、木瓜各50克，薏米20克。

调料 油菜花粉、代糖各少许。

做法 ❶将绿豆、薏米洗净泡软；木瓜去皮、子，洗净切丁。❷将上述材料一同入豆浆机中，加水煮成豆浆，加调料调匀即可。

山楂

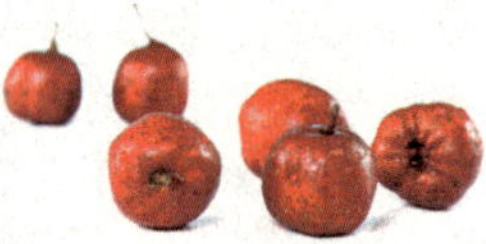

胆固醇含量（每100克）	—
脂肪含量（每100克）	0.6克
钠含量（每100克）	5.4毫克

食材解读

山楂中含有多种维生素及矿物质，具有扩张血管、增加冠状动脉血流量、兴奋中枢神经系统、降低血压和胆固醇、软化血管的功效，所以山楂对心脑血管疾病有预防作用。

山楂常被视为消食药，可改善胸腹胀满、消化不良等症，对食用过多肉类而导致的积食有较好的辅助治疗作用。

选购指南

正品的山楂呈球形或椭圆形，表面深红色，有光泽，其商品常为3~5毫米厚的横切片，多卷缩、不平，果肉深黄色至浅棕色。

山楂浇鲤鱼

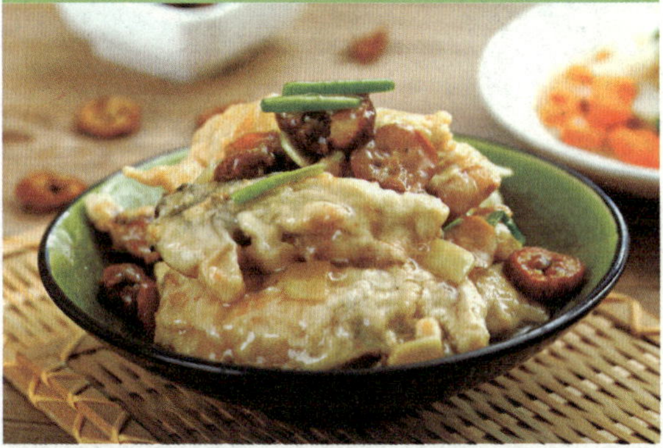

材料 鲤鱼1条，山楂片50克，鸡蛋（取蛋清）2个，面粉150克，葱段、姜片各适量。

调料 盐、料酒、味精、代糖各适量。

做法 ❶将鲤鱼去鳞、鳃及内脏，用清水洗净后切块，加入料酒、盐腌渍入味。

❷鸡蛋清中加入水、面粉、代糖调成面糊。

❸将鱼块放入面糊中浸透后取出，沾上干面粉；油锅烧热，爆香姜片，放入鲤鱼块，翻炒片刻捞出。

❹净锅置火上，放入山楂片和少量水，加入其余调料及少许生面糊，熬成汤汁，倒入鲤鱼块煮1小时后，撒上葱段即可。

猕猴桃

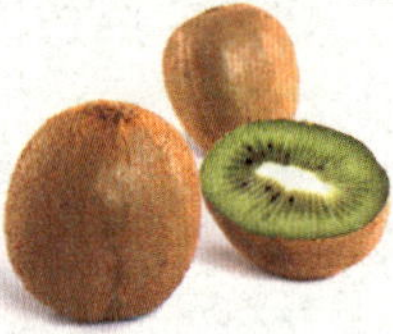

胆固醇含量（每100克）	—
脂肪含量（每100克）	0.6克
钠含量（每100克）	10.0毫克

食材解读

医学研究发现，经常食用猕猴桃及其汁液，可以预防心血管疾病，并可有效降低血液中的胆固醇含量，对维持心血管健康也有良好的效果。

猕猴桃所含的叶酸是构筑健康体魄的必需物质之一，能预防胚胎神经管畸形。猕猴桃中含有丰富的维生素C，能够增强人的免疫力，可以促进伤口的愈合和铁的吸收。

选购指南

选购猕猴桃时，以个大、肉质细腻、汁多香浓者为佳。猕猴桃一般以果实表面无毛最好，软毛次之，硬毛最差。充分成熟的猕猴桃质地较软，有香气。

豆浆猕猴桃羹

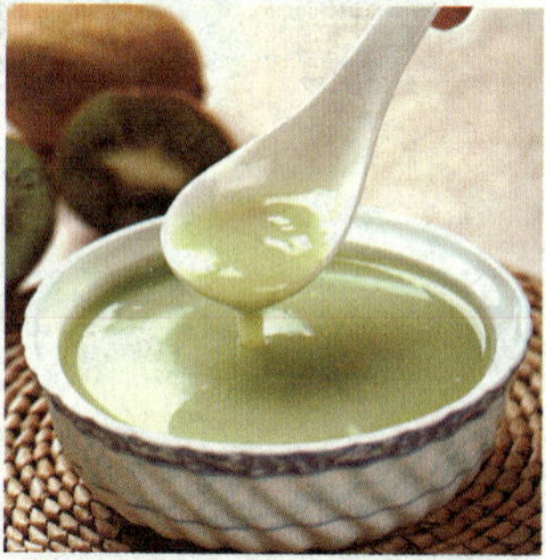

材料 黄豆浆、猕猴桃汁各150毫升。

调料 代糖、干淀粉各适量。

做法 ❶将猕猴桃汁与干淀粉调汁。

❷将黄豆浆入锅中煮沸后续煮3分钟，加入代糖、猕猴桃干淀粉芡汁搅匀，再次煮沸即可。

猕猴桃苹果饮

材料 苹果半个，猕猴桃1个，燕麦片100克，葡萄干、枸杞子各10克，奶粉适量。

调料 无。

做法 ❶将苹果、猕猴桃洗净，猕猴桃去皮，与苹果分别切成小块，备用。

❷将燕麦片和奶粉放入碗中，倒入300~500毫升热开水搅拌均匀。

❸最后放入葡萄干、枸杞子、猕猴桃块、苹果块一起调匀，即可食用。

葡萄

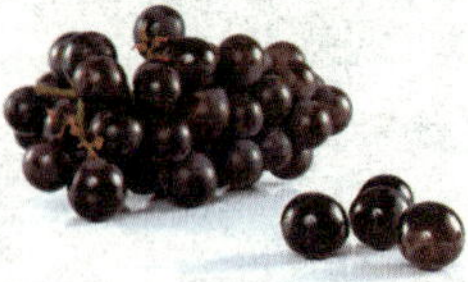

胆固醇含量（每100克）	—
脂肪含量（每100克）	0.2克
钠含量（每100克）	1.3毫克

食材解读

葡萄中所含的白藜芦醇能抑制血小板凝集，对预防动脉粥样硬化、脑卒中和高血压很有帮助。葡萄中富含葡萄糖，可阻止血栓形成，降低血清胆固醇水平。

葡萄中含有丰富的维生素、矿物质和类黄酮，有抗衰老、抗氧化的功效。葡萄果中含有的多种有机酸和维生素，可预防心血管疾病。

选购指南

新鲜且成熟适度的葡萄果粒饱满，大小均匀，青子和瘪子较少。新鲜葡萄用手轻轻提起时，果粒牢固，落子较少。优质葡萄果浆多而浓，味甜，且有玫瑰香或草莓香。

葡萄柠檬蜜豆浆

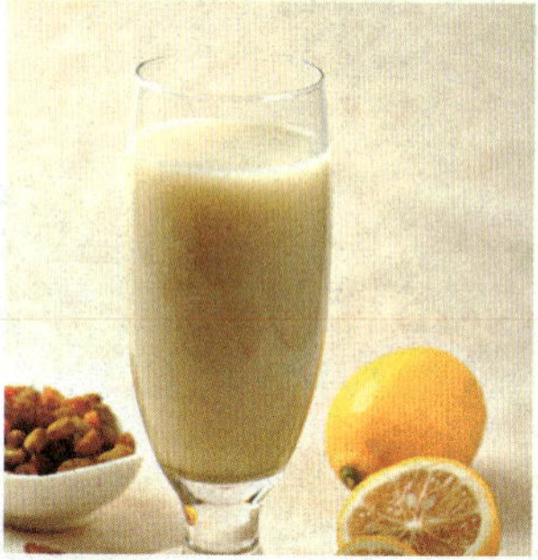

材料 黄豆50克，葡萄干10克，柠檬片适量。

调料 蜂蜜适量。

做法 ❶将黄豆泡好后同葡萄干、柠檬片放入全自动豆浆机中，加水煮成豆浆。

❷将豆浆过滤，加入蜂蜜调味即可。

葡萄干豆浆

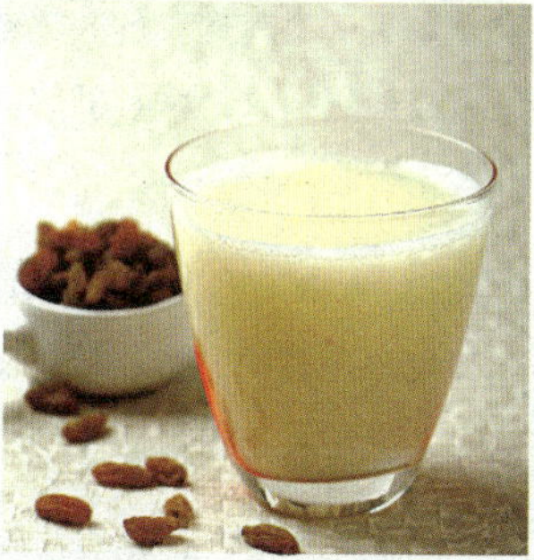

材料 黄豆50克，葡萄干10克。

调料 无。

做法 ❶黄豆用清水浸泡至软，洗净后放入豆浆机中，加入适量清水煮成豆浆。

❷先将葡萄干放进碗里，再将热豆浆倒入碗中冲泡即可。

苹果

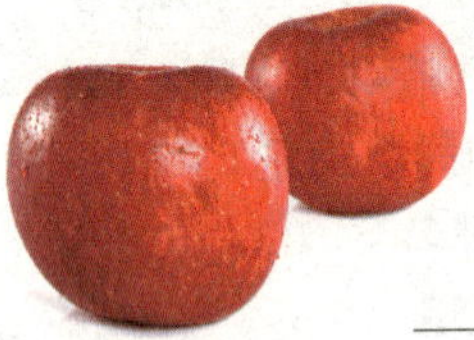

胆固醇含量（每100克）	—
脂肪含量（每100克）	0.2克
钠含量（每100克）	1.6毫克

食材解读

苹果富含钾，可以促进钠的代谢，因此具有调节血压的功能。另外，苹果富含的果胶属于可溶性纤维，能促进胃肠健康，降低胆固醇，还可减肥消脂，促进脂肪排出。

苹果的香气对人的心理影响很大，它具有明显地消除心理压抑感，缓解抑郁的作用。适量多食苹果还可强化骨骼。

选购指南

选购苹果时，应挑选果皮光洁、颜色艳丽、软硬适中、果皮无虫眼和损伤、肉质细密、气味芳香者。

香蕉苹果浆奶汁

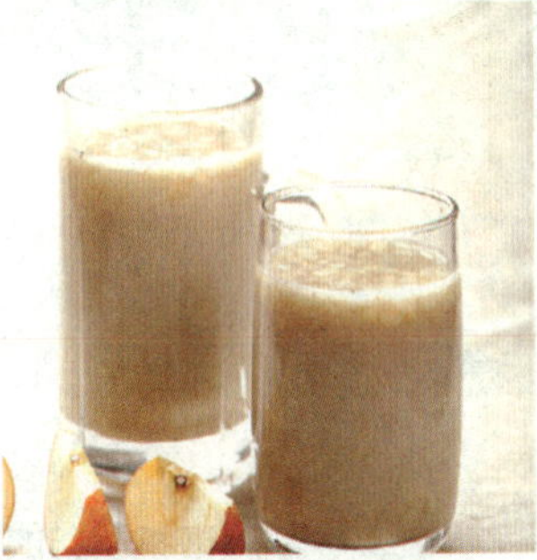

材料 香蕉100克，苹果1个，黄豆浆、酸牛奶各60毫升。

调料 代糖适量。

做法 ❶香蕉去皮捣成泥；苹果洗净，去皮、核后切末。

❷将黄豆浆煮开后，加代糖、香蕉泥、苹果碎末、酸牛奶搅匀即可。

苹果柠檬豆浆

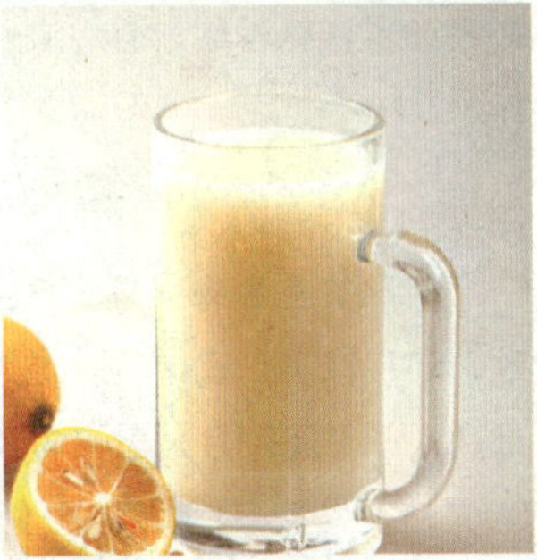

材料 黄豆50克，苹果1个。

调料 柠檬汁适量。

做法 ❶将黄豆泡软后放入全自动豆浆机中，加入适量清水煮成豆浆，晾凉。

❷苹果去皮、核，切小块，放入豆浆里，倒入柠檬汁煮至熟即可。

干果类

花生

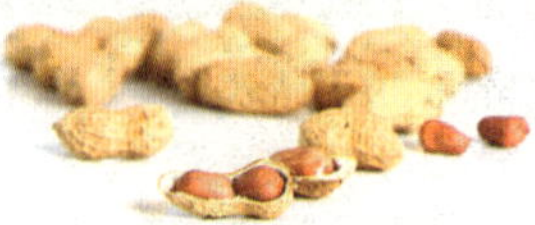

胆固醇含量（每100克）	—
脂肪含量（每100克）	25.4克
钠含量（每100克）	3.7毫克

食材解读

花生富含不饱和脂肪酸，不但能改善血液微循环，还能降低血中的胆固醇和甘油三酯。

花生内含丰富的脂肪和蛋白质，并含有烟酸、维生素B_1、维生素B_2等多种维生素，特别是含有人体内必需的多种氨基酸，有促进脑细胞发育，增强记忆的作用。

选购指南

优质的花生果荚是土黄色或白色的，色泽均匀一致，外观饱满，宜选购。选购去荚花生果仁时以颗粒饱满、形态完整且大小均匀者为佳。

花生豆浆

材料 黄豆100克，花生50克。

调料 代糖适量。

做法 ❶将黄豆加适量水泡至发软，捞出洗净；花生去皮。

❷将泡好的黄豆、花生一同放入全自动豆浆机中，加入适量水煮成豆浆。

❸将豆浆过滤，趁热加入代糖调味即可。

莲子花生豆浆

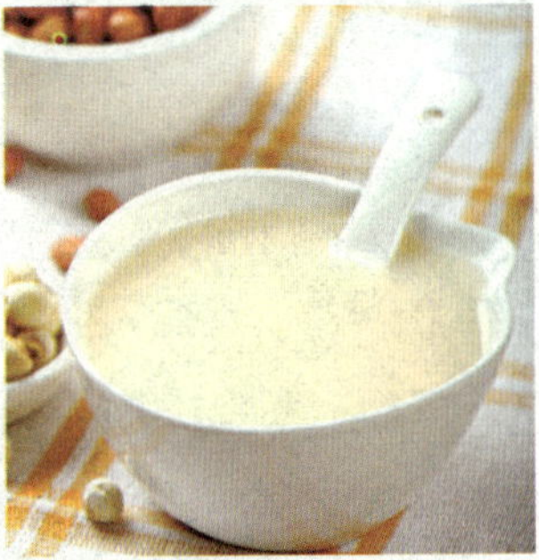

材料 黄豆100克，莲子、花生各30克。

调料 代糖适量。

做法 ❶将黄豆、莲子、花生分别加水泡至发软，捞出洗净；莲子去心、切丁；冰糖捣碎。

❷将莲子丁、黄豆、花生放入全自动豆浆机中，加入适量水煮成豆浆。

❸将豆浆过滤，加入代糖调味即可。

核桃

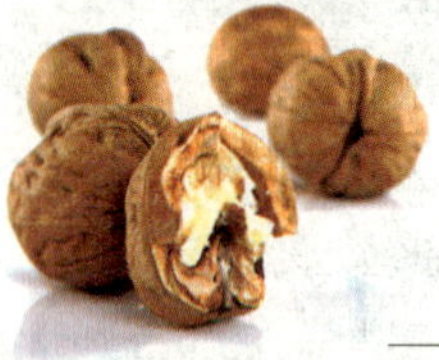

胆固醇含量（每100克）	—
脂肪含量（每100克）	29.9克
钠含量（每100克）	—

食材解读

核桃中富含膳食纤维、镁、钾及维生素C，膳食纤维可促进肠道蠕动、预防动脉粥样硬化；镁、钾是高血压患者不可或缺的营养素；维生素C能降低胆固醇，稳定血压。

核桃仁含有较多的蛋白质及人体必需的不饱和脂肪酸，这些成分皆为大脑细胞组织代谢的重要物质，能滋养脑细胞，增强脑功能。

选购指南

选购核桃时，一般选色泽光鲜（鲜褐色为佳），手感较重的；经漂白过的核桃表面虽然白净，但没有光泽。

核桃仁山楂汤

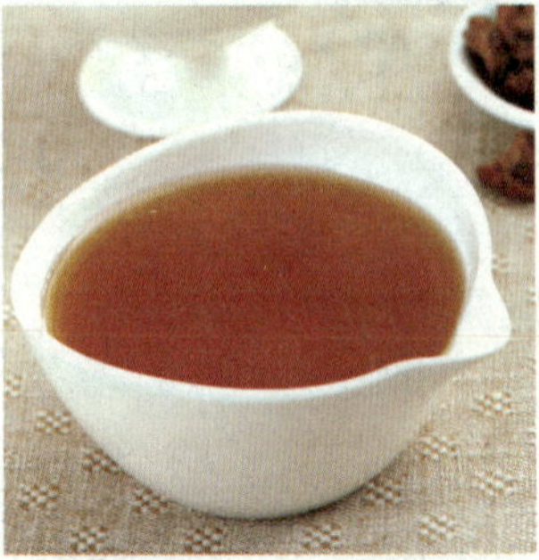

材料 核桃仁100克，山楂少许。

调料 代糖适量。

做法 ❶将材料用水浸至软化。

❷用搅拌机将材料均打碎，再加适量水，过滤去渣。

❸将滤液煮沸，加入代糖调味即可。

健脑豆浆

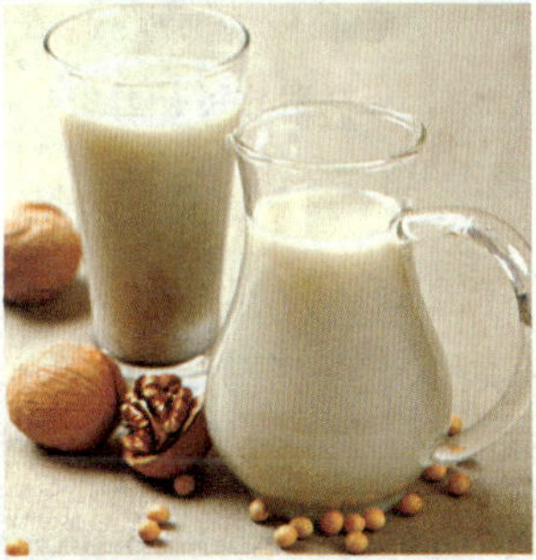

材料 黄豆60克，核桃仁块30克，熟黑芝麻末少许。

调料 冰糖适量。

做法 ❶将黄豆泡软洗净。

❷将所有材料一同倒入全自动豆浆机中，加水后煮成豆浆，过滤后加冰糖调味即可。

松子

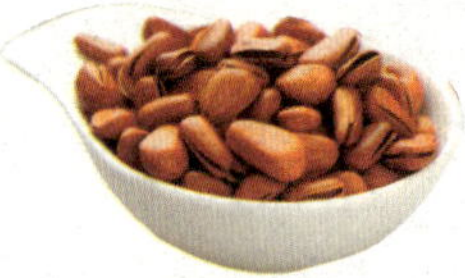

胆固醇含量（每100克）	—
脂肪含量（每100克）	62.6克
钠含量（每100克）	—

食材解读

松子含有不饱和脂肪酸和大量的钙、铁、磷等矿物质，能够增强血管壁的弹性，保护毛细血管的健康，降低血压和血脂。

松子中富含脂肪油，能润肠通便，缓泻而不伤正气，对老年人体虚便秘、小儿津亏便秘有一定的食疗效果，还能有效滋补五脏、补益气血、润泽肌肤和乌发美发。

选购指南

选购松子时，以外表干燥不潮湿、颗粒大而饱满、无异味、颜色白净、带清香气味者为佳。

松仁鸡米

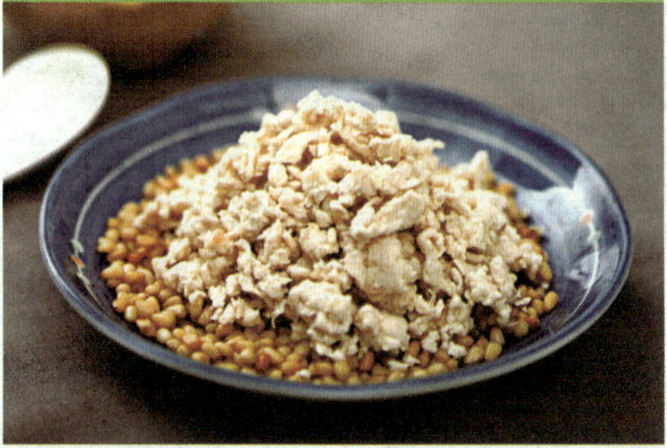

材料 松仁200克，净鸡胸肉300克，鸡蛋（取蛋清）1个。

调料 胡椒粉、香油、盐、味精各适量。

做法 ❶鸡胸肉剁成蓉状，加蛋清、胡椒粉、香油、盐和味精腌渍20分钟。

❷锅置火上，倒入适量油，净松仁入热油中炸至呈金黄色，捞出沥油，备用。

❸锅内留底油，烧热，倒入鸡胸肉蓉翻炒约2分钟，待鸡肉变色，捞起沥油，备用。

❹将炸好的松仁铺在盘底，鸡肉摆放在上面即可。

饮品类

豆浆

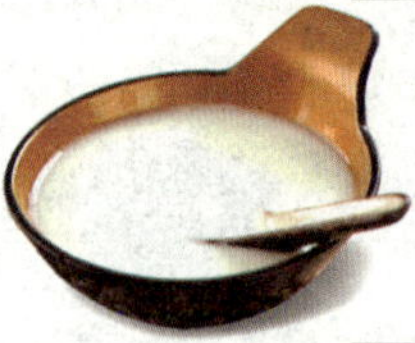

胆固醇含量（每100克）	—
脂肪含量（每100克）	0.7克
钠含量（每100克）	3.0毫克

食材解读

常喝豆浆可全面调节内分泌系统，降低血压、血脂，减轻心血管负担，增加心脏活力，优化血液循环，保护心血管。

鲜豆浆除了含有与雌激素结构相似的大豆异黄酮以外，还含有大豆蛋白、卵磷脂等物质，对某些妇科疾病有一定的预防作用，是一味天然的雌激素补充剂。

选购指南

外面卖的豆浆一般都经过勾兑，所以最好自己亲手制作。自制豆浆一般选择黄豆，黄豆的蛋白质和矿物质含量均很丰富。

小米豆浆

材料 小米30克，黄豆50克，鲜豌豆25克。

调料 代糖适量。

做法 ❶将小米淘洗干净，用清水浸泡2小时；黄豆洗净，用清水浸泡一晚；鲜豌豆洗净。

❷将处理好的小米、黄豆和豌豆一起倒入全自动豆浆机中，加入适量清水，打成豆浆，最后趁热加代糖搅拌至溶化即可。

玉米红豆豆浆

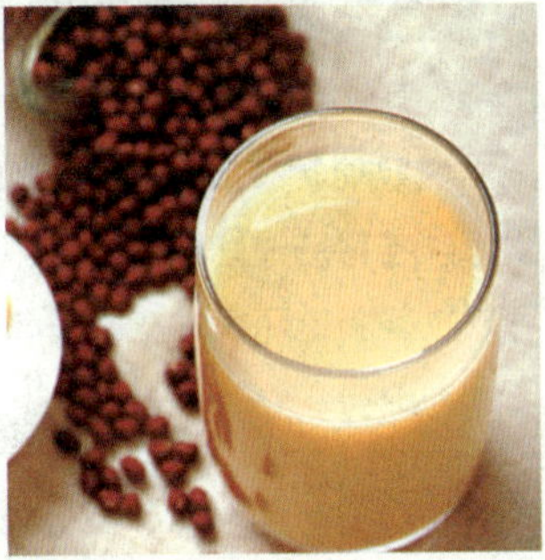

材料 黄豆25克，红豆、玉米渣各20克。

调料 无。

做法 ❶黄豆用清水泡软后洗净；红豆淘洗干净，用清水泡软；玉米渣淘洗干净，用清水浸泡2小时，备用。

❷把浸泡好的黄豆、玉米渣和红豆倒入全自动豆浆机中，加适量水煮至豆浆即可。

酸奶

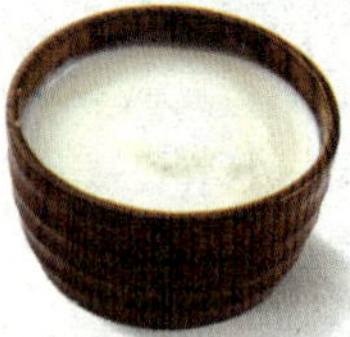

胆固醇含量（每100克）	15毫克
脂肪含量（每100克）	2.7克
钠含量（每100克）	39.8毫克

食材解读

酸奶能够改善人体消化功能，提高免疫力，还有降低胆固醇的作用。酸奶中的益生菌能够分解胆汁盐，从而减少肠胃对胆固醇的吸收，因而十分适宜高血脂人群饮用。

酸奶能调节肠道菌群，抑制有害菌，促进消化吸收，改善胃肠道功能。酸奶中的乳酸菌进入肠道后，可以改善肠道环境，有效缓解便秘症状。

选购指南

选购袋装酸奶时应注意包装是否有破损和胀包现象，如果是瓶装酸奶，还应注意封口是否严密，瓶盖有无膨胀现象。

酸奶蛋糕

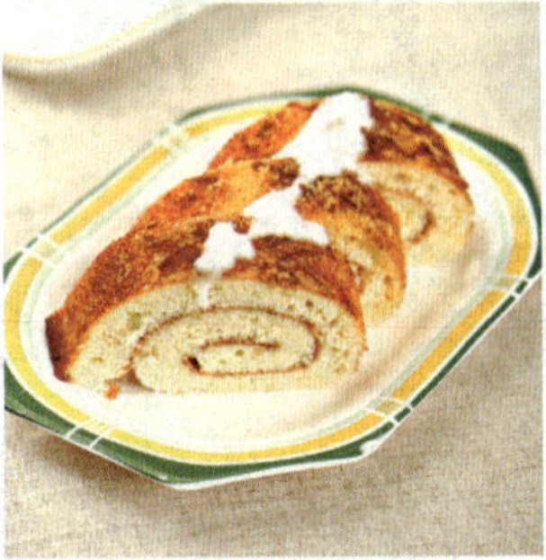

材料 面粉120克，鸡蛋3个，全脂纯牛奶20毫升，奶油、酸奶各适量。

调料 代糖适量。

做法 ①将鸡蛋打入碗内，调入代糖，然后搅打至发泡。

②在蛋液中筛入面粉搅匀，再加入全脂纯牛奶、奶油，快速搅拌均匀，倒入模具中，移入180℃烤箱中烤30分钟后出炉。

③在烤好的蛋糕上淋上酸奶即可。

酸奶淋甘薯

材料 甘薯300克、花生碎（葡萄干）适量。

调料 果粒酸奶、鲜奶油各适量。

做法 ①将甘薯洗净，入蒸锅中蒸熟后捣成泥。

②将甘薯泥中加入鲜奶油拌匀，装盘。

③将酸奶淋在甘薯泥上，撒花生碎（葡萄干）即可。

蜂蜜

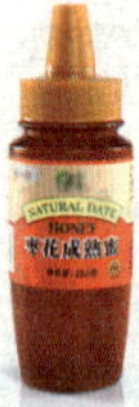

胆固醇含量（每100克）	—
脂肪含量（每100克）	1.9克
钠含量（每100克）	0.3毫克

食材解读

蜂蜜能改善心肌功能，维护心血管的健康，因而常食用对心血管疾病患者很有帮助。

蜂蜜具有补中缓急、润肺止咳、润肠通便、解毒等功效，对于心脏病、肝病、神经系统疾病、胃和十二指肠溃疡等疾病有很好的食疗作用。

另外，蜂蜜还有滋养、润燥和美白养颜的功效，对小儿咳嗽也有一定的疗效。

选购指南

质量好的蜂蜜含水量少，黏稠性大，用消毒棉棒将蜂蜜挑起，蜂蜜会成丝状，极为绵长，味道甘甜且具有清淡花香，宜选购。

蜂蜜丹参饮

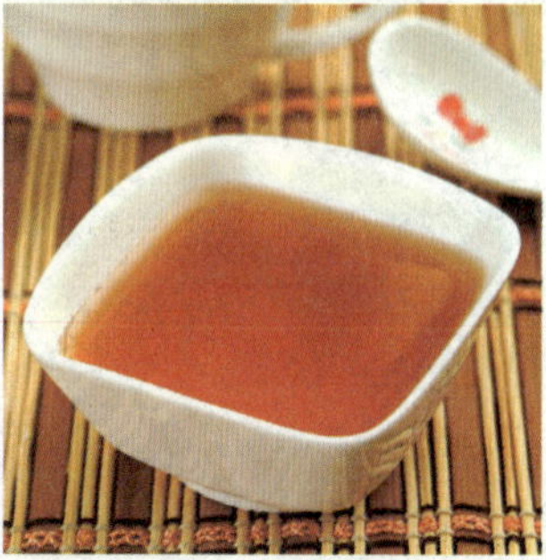

材料 丹参、蜂蜜各40克。

调料 无。

做法 ❶锅内倒入500毫升清水，加热，放丹参，以小火煮成300毫升的汁。

❷取出丹参汁，去渣留汁，最后加入蜂蜜调匀即可。

蜂蜜养颜豆浆

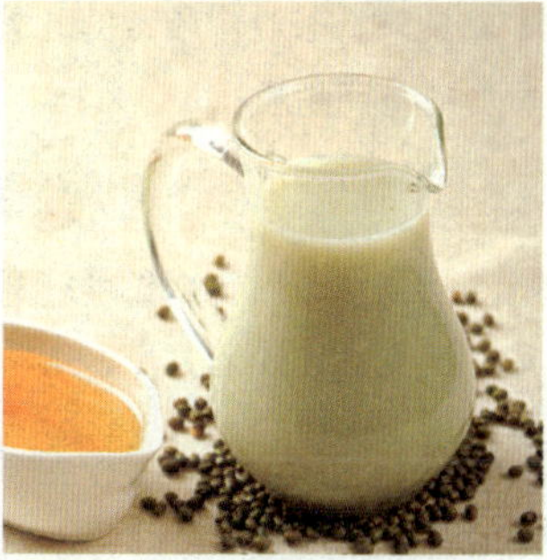

材料 黄豆、蜂蜜各40克，绿豆35克。

调料 无。

做法 ❶将黄豆、绿豆泡软后放入全自动豆浆机中，加入适量水煮成豆浆。

❷待豆浆稍凉，加入蜂蜜调匀即可。

绿茶

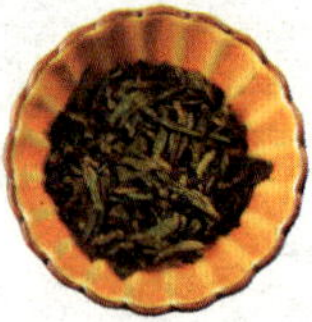

胆固醇含量（每100克）	—
脂肪含量（每100克）	2.3克
钠含量（每100克）	28.2毫克

食材解读

绿茶富含维生素K、儿茶素、茶多糖等营养物质，可帮助人体降低血糖，维护血压稳定。

绿茶对视觉功能有保健作用，其中所含的维生素A是营养视网膜的主要成分之一。

此外，茶叶中所含的叶酸是治疗和预防各种类型贫血的重要物质。

选购指南

选购绿茶时，以色泽绿润、茶叶肥壮厚实、茶条扁平挺直、光滑无黄点、细紧、香气清新馥郁、略带熟栗香者为佳。

绿茶豆浆

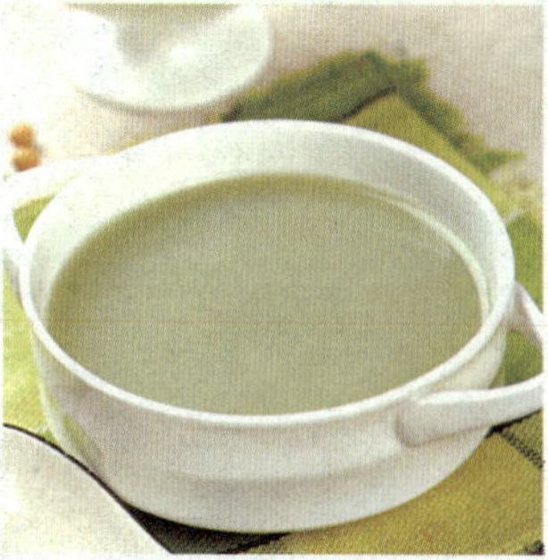

材料 黄豆50克，绿茶10克。

做法 ❶黄豆用清水泡软，洗净；绿茶用开水泡开。

❷将泡好的黄豆和绿茶一同放入全自动豆浆机中，加入适量清水煮成豆浆即可。

绿茶消暑豆浆

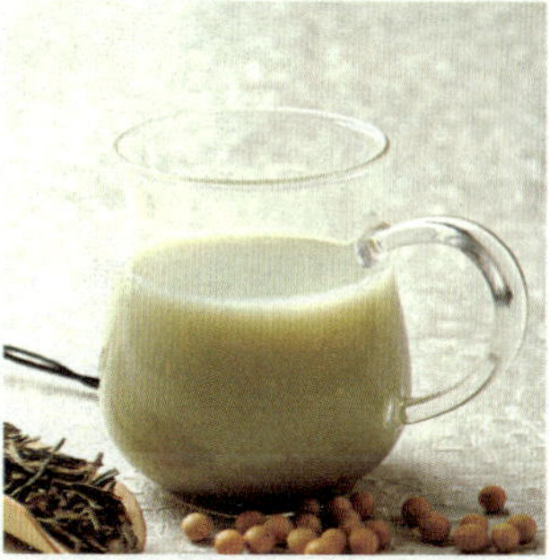

材料 黄豆、大米各60克，绿茶8克。

调料 无。

做法 ❶将黄豆泡软，洗净；绿茶用开水泡开。

❷将泡好的黄豆、大米一同放入全自动豆浆机中，加适量水煮开，再加入绿茶煮成豆浆。

兔肉

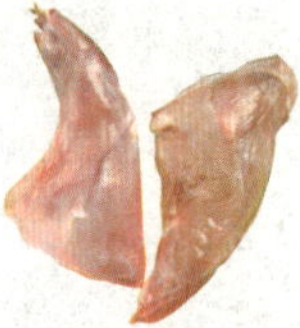

胆固醇含量（每100克）	59毫克
脂肪含量（每100克）	2.2克
钠含量（每100克）	45.1毫克

食材解读

兔肉中所含蛋白质比一般的肉类都高，但脂肪和胆固醇含量却低于它们，所以兔肉有“荤中之素”的美称，是肥胖者和心血管病人的理想肉食。

兔肉中含有丰富的卵磷脂，是大脑和其他器官发育不可缺少的营养成分，所以兔肉具有健脑益智的功效。兔肉中含有多种维生素和人体必需的氨基酸，能防止有害物质在体内的沉积。

选购指南

选购兔肉时宜选择颜色呈暗红色略带灰色、色泽均匀、肉质柔软、结构紧密坚实，肌肉纤维性强、外表微干且不黏手，并且带有鲜兔肉特有气味者。

黑木耳兔肉煲

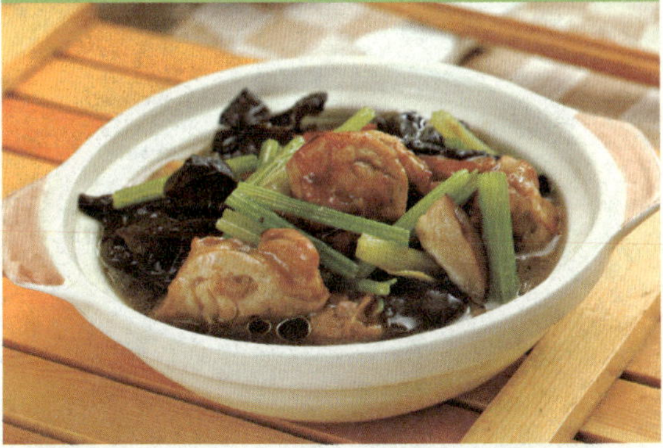

材料 兔肉200克，芹菜、冬菇、黑木耳各30克，姜片、葱段各少许。

调料 盐、代糖各少许，水淀粉、酱油、料酒、生抽各适量。

做法 ❶芹菜去根、叶，洗净，切段；冬菇去蒂，入清水浸泡片刻；黑木耳用开水泡软后，去蒂，洗净，加入少许盐、代糖、料酒、生抽拌匀。

❷将兔肉清洗干净，切块，加入水淀粉、酱油、盐、代糖腌渍入味。

❸油锅烧热，爆香葱段、姜片，放入兔肉块，移至砂锅内，加入剩余材料和调料，煲煮至熟即可。

陈皮炒兔肉

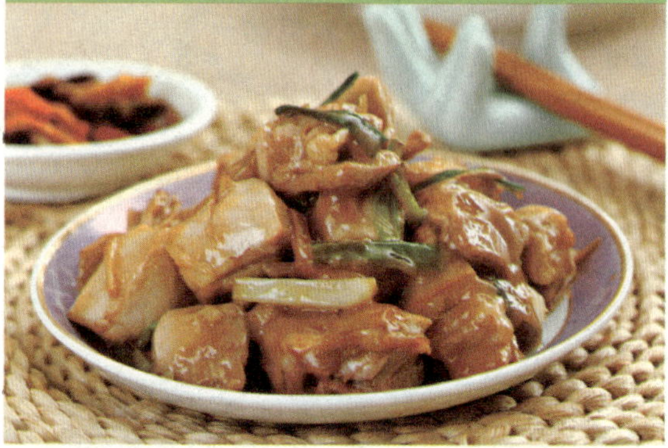

材料 兔肉400克，陈皮30克，川芎15克，葱段、姜丝各适量。

调料 盐少许，酱油、料酒、水淀粉各适量。

做法 ❶锅内热水，加入川芎、陈皮，以小火煎煮30分钟后用纱布滤取药液，继续加水煎煮20分钟，滤取药液；将两次煎液一起煎煮至100毫升，备用。

❷将兔肉洗净，切块，入沸水中汆烫片刻后捞出，放入锅中，加少量水及葱段、姜丝、盐煮熟，盛出；将川芎、陈皮汁和盐、酱油、水淀粉调成味汁。

❸锅内热油，烹入姜丝、料酒，加入兔肉翻炒均匀后倒入味汁，炒匀即可。

醋

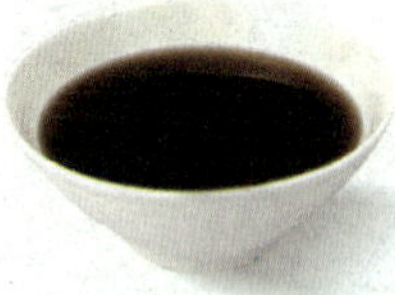

胆固醇含量（每100克）	—
脂肪含量（每100克）	0.3克
钠含量（每100克）	262.1毫克

食材解读

醋能有效预防动脉粥样硬化，如果平时能巧妙地吃点醋，对降低血压很有帮助，再加上有规律的生活，进而能够预防动脉粥样硬化的发生。

醋含丰富的醋酸及会促进消化吸收的有机酸，因此，醋能促进营养素在体内的燃烧及进一步提高食物的利用率。此外，醋也有一定的美容美肤、预防脱发和有效去屑的功效。

选购指南

优质的醋透明澄清、浓度适当、酸而微甜、带有香味、没有杂质等变质现象，是调味佳品。

醋拌洋葱丝

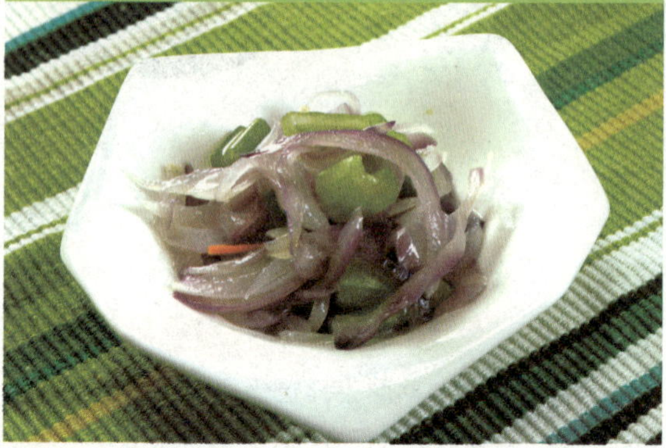

材料 洋葱100克，芹菜30克，蒜末少许。

调料 代糖、白醋、香油各适量。

做法 ❶芹菜择洗干净，入沸水中汆烫，捞出后切段；洋葱剥皮、洗净，切丝备用。

❷取一容器，加入蒜末及所有调料拌匀，再放入洋葱丝及芹菜段搅拌均匀。

❸用保鲜膜封住容器，放入冰箱中冷藏约1小时，食用时取出即可。

食疗保健功效 洋葱的精油中含有可降低胆固醇的含硫化合物的混合物。

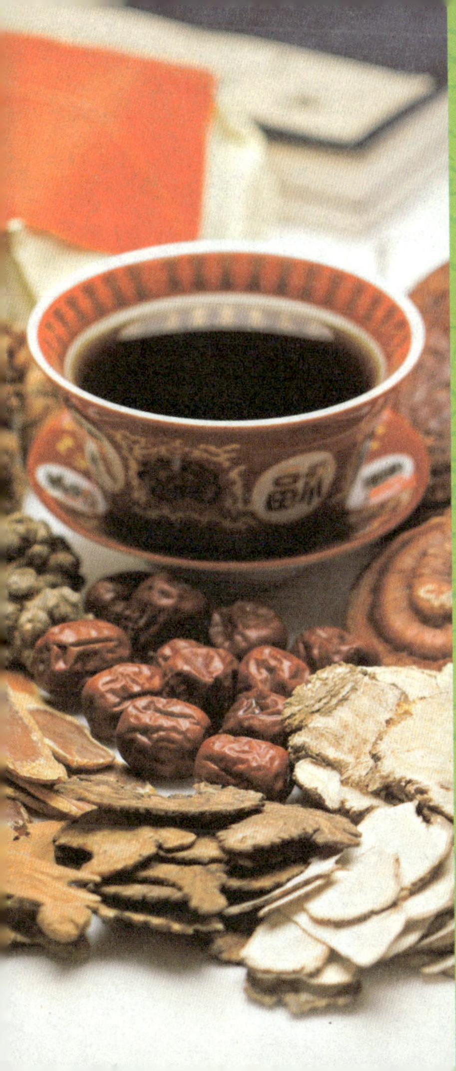

第二章 心绞痛食疗推荐

饮食注意事项

有心绞痛病史的人，除了进行必要的治疗之外，平时的饮食调养也非常重要。

心绞痛患者平时饮食要清淡，少吃高脂肪、高胆固醇的食物，如动物内脏、肥肉等。糖分、咖啡也要减少摄入量。

避免食用动物内脏

心绞痛患者应该禁食动物内脏，因为动物内脏都含有大量的胆固醇，例如肝、心、肾等。大量的胆固醇进入人体后不但会增加血液的黏稠度，还会增加血管的压力，并且对身体其他器官也有很多不良影响。

控制脂肪和热量的摄入

摄入过多的脂肪会使血液变得黏稠，从而使血脂增高，而高血脂又是诱发心绞痛的重要原因之一。除了减少脂肪含量高的食物之外，还应当尽量减少食用油的摄入量，因为油类也是形成脂肪的重要物质。

少吃盐

心绞痛患者日常饮食中要注意少吃盐，因为盐的主要成分是氯化钠，长期大量地食用氯化钠，会使血压升高并会破坏血管内壁。心绞痛患者每天盐的摄入量和高血压患者一样，都应该控制在6克以下。

远离烟酒

烟酒对人体的害处，相信大家已经非常清楚了，之所以心绞痛患者要戒烟戒酒，因为它不仅是心绞痛的诱因之一，也是诱发急性心肌梗死的重要原因。

不暴饮暴食

心绞痛患者平时要注意少食多餐，吃饭的时候要细嚼慢咽，千万不能暴饮暴食，一日三餐都不宜吃得过饱，以免引发心绞痛。

多吃有利于心血管疾病的食物

平时可以多吃一些有利于降血糖和改善冠心病症状的食物，如大蒜、洋葱、山楂、黑木耳、大枣、豆芽、鲤鱼等食物。

食疗宜忌速查

宜食食物

1.植物油：如菜籽油、玉米油、橄榄油等。
2.低脂食品：脱脂牛奶等。
3.蔬菜类：生菜、大蒜、洋葱等。
4.优质蛋白质：如鱼类、豆类等。

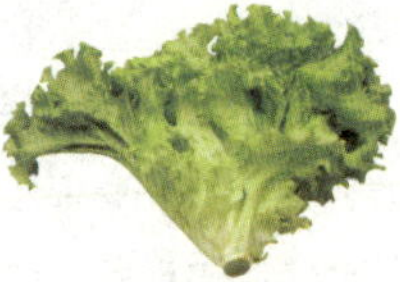

生菜

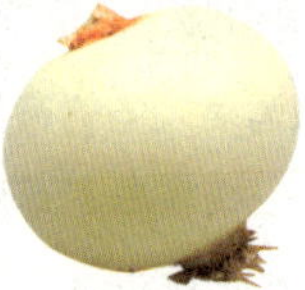

洋葱

忌食食物

烟、酒、浓茶、咖啡以及辛辣刺激性调味品及食物。

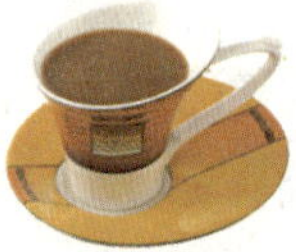

咖啡

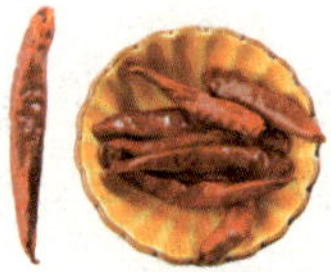

辣椒

方1 蝉蜕方

|原料|蝉蜕5~10克。

|制法|蝉蜕水煎取汤。

|用法|每日1次。

|功效|适用于心绞痛。

方2 银杏叶茶

|原料|银杏叶5克。

|制法|银杏叶洗净切碎后，放入茶杯中，用沸水闷泡半小时。

|用法|每日饮1次。

|功效|适用于心绞痛。

方3 丹参茶

|原料|丹参9克，绿茶3克。

|制法|丹参捣为粗末，同绿茶用沸水冲泡10分钟即可。

|用法|每日1剂，代茶饮用。

|功效|适用于心绞痛。

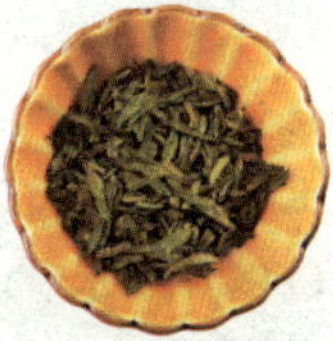

● 绿茶

鱼丝韭黄

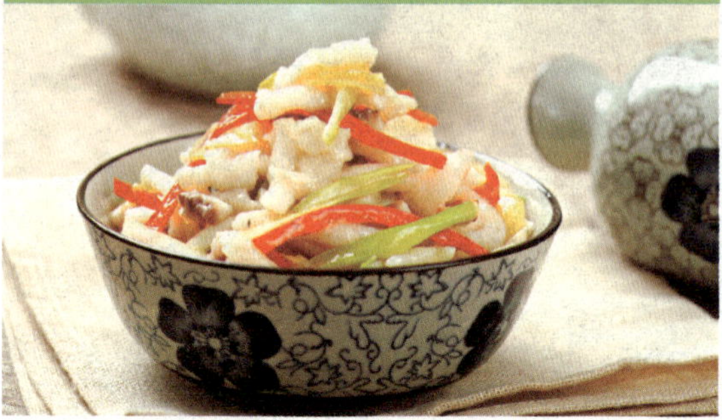

材料 韭黄150克，鲩鱼肉100克，鸡蛋（取蛋清）1个，红椒1个，蒜末少许。

调料 盐5克，味精3克，代糖2克，水淀粉、胡椒粉各少许，麻油适量。

做法 ❶鲩鱼肉去皮切丝，放入碗中加鸡蛋清、盐、味精抓匀腌渍至入味；红椒切丝；韭黄洗净，切段，备用。

❷油锅烧热，下入腌好的鲩鱼肉丝，炸至鲩鱼肉丝熟后装盘，备用。

❸锅内留油，下蒜末、韭黄段、红椒丝、盐，炒至八成熟时加入鱼肉丝，调入味精、代糖、胡椒粉。

❹用水淀粉勾芡，翻炒均匀，最后淋麻油出锅即可。

生菜胡萝卜豆浆

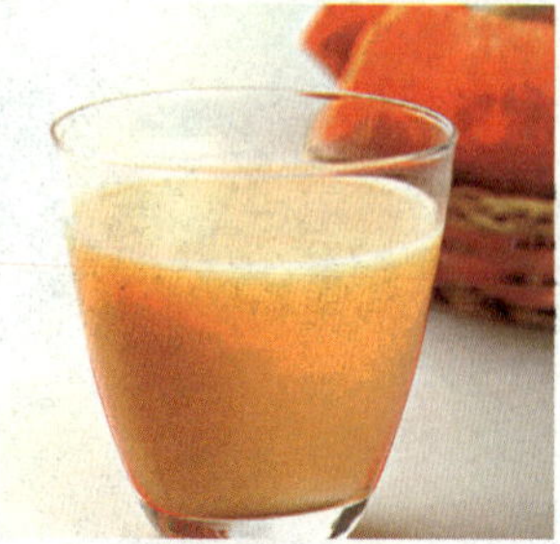

材料 黄豆100克，生菜叶5片，胡萝卜适量。

调料 无。

做法 ❶将黄豆加水泡至软，捞出洗净；生菜叶洗净后切成细条；胡萝卜洗净，切丁。

❷将泡好的黄豆、生菜叶条、胡萝卜丁一同放入全自动豆浆机中，加适量水煮成豆浆即可。

银耳百合黑豆浆

材料 黑豆50克，水发银耳、鲜百合各30克。

调料 代糖适量。

做法 ❶将黑豆用清水浸泡至软，洗净；水发银耳择洗干净，撕成小朵；鲜百合择洗干净，分成小瓣。

❷将泡好的黑豆、水发银耳和鲜百合一同倒入全自动豆浆机中，加入适量清水煮成豆浆。

❸将豆浆过滤后调入代糖即可。

蒜香茄子

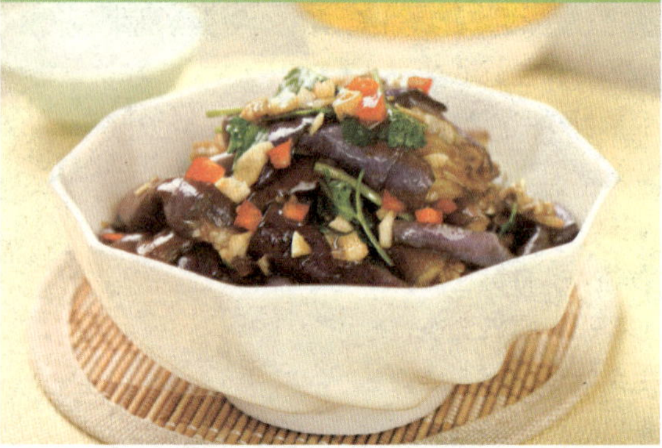

材料 茄子300克，蒜5瓣，辣椒丁、豆苗各适量。

调料 盐、鸡精、代糖、香油各适量。

做法 ❶茄子洗净、去头及尾，切长段，再分成4等份，入蒸锅中蒸8分钟，取出放凉，备用。

❷蒜瓣去皮，剁泥，置于小碗中。

❸锅置火上，倒入适量油加热，将热油倒入装蒜泥的小碗内搅拌均匀，再入其余所有调料与辣椒丁拌匀，备用。

❹将做法❶中的茄段与做法❸中的料汁混合均匀，最后入豆苗拌匀即可。

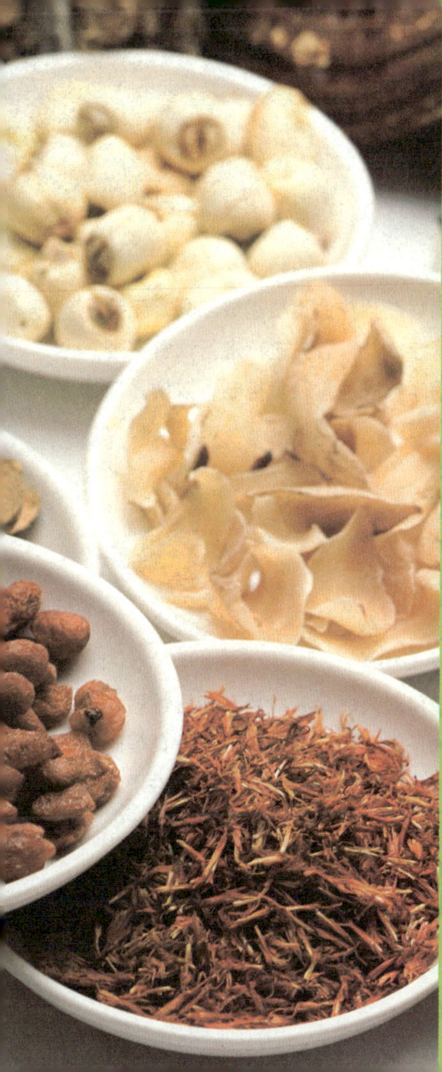

第三章 高血脂食疗推荐

饮食注意事项

饮食调理是高血脂治疗的重要组成部分，无论是否采取任何药物治疗之前，首先应该进行饮食调理。在服用降脂药物期间也应注意饮食控制，以增强药物的疗效。

多摄取铁和锌

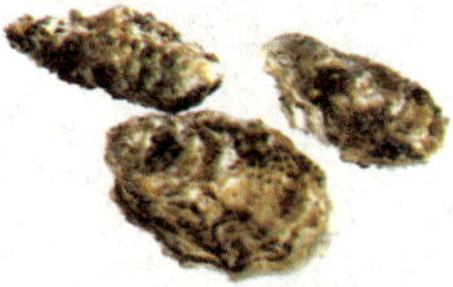
● 牡蛎

可适量从牡蛎、贝类中摄取丰富的锌，动物瘦肉和猪血中摄取铁。一般认为这一类的食物含胆固醇较高，但适量食用对人体是有益的。而且牡蛎、贝类等海产品所含的是比较优质的胆固醇，蟹黄等则是含较不好的胆固醇的食物，另外适量补充维生素C可促进铁的吸收。

注意维生素的摄取

在维生素方面，应注意多摄取适量且均衡的维生素A、维生素E，在深绿色和深黄色蔬菜中的含量都比较丰富。也可多摄取全谷类食物，因为其胚芽外壳中也富含维生素E。

食欲不佳时

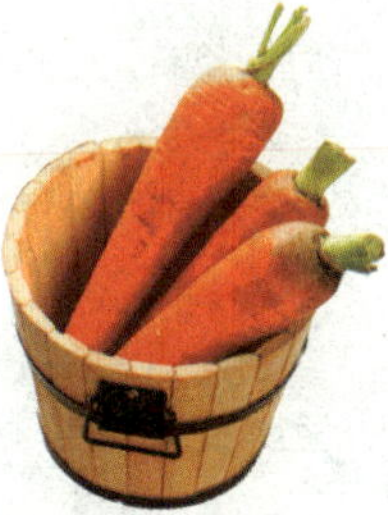
胡萝卜

高血脂患者如果食欲不佳或咀嚼困难时，应将食物煮成粥状或高汤，也可加一些绿色蔬菜和胡萝卜一起烹调。

戒烟戒酒

首先是戒烟和酒，使体重尽量维持在正常范围内，不要过重，所以还要限制糖类与脂肪的摄取。

限制糖分的摄入

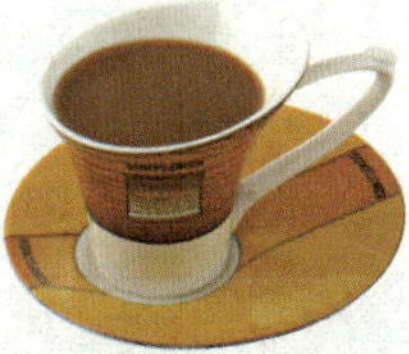
咖啡

高血脂患者要限制糖分的摄入，因为过量摄入糖分，会在体内转化为脂肪，高血脂患者食用甜食时，如绿豆汤、红豆汤等，最好添加代糖，切忌用蔗糖。喝咖啡的话，最好不要加咖啡伴侣，因为咖啡伴侣是椰子油提炼的，糖分也相当高。

食疗宜忌速查

√ 宜食食物

1.碳水化合物类：米饭、粥类、芋类、软豆类。
2.植物油：大豆油、玉米油、橄榄油等。
3.富含蛋白质的食物：猪瘦肉、鱼、蛋、牛奶和乳制品、豆类及其制品。
4.富含维生素、矿物质的蔬菜、水果类。
5.海藻类、菌类：黑木耳、香菇等。

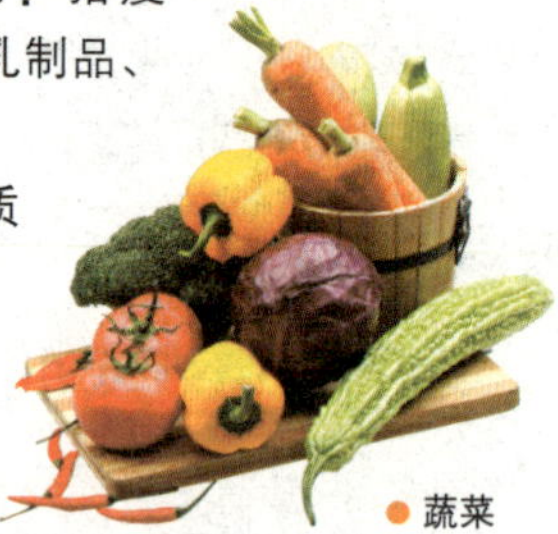
蔬菜

× 忌食食物

1.动物脂肪：猪油、牛油、鸡油等。
2.高胆固醇食物：肥肉、蛋黄等。

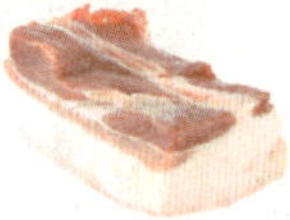
肥肉

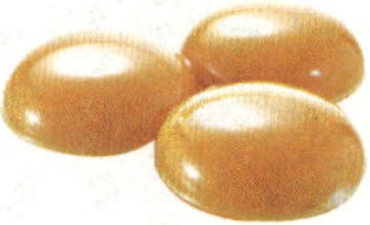
蛋黄

方1 泽泻方

|原料|泽泻15克。

|制法|泽泻水煎服。

|用法|每日1剂，分3次服用，1个月为一个疗程。

|功效|适用于高血脂。

方2 枸杞子茶

|原料|枸杞子30克。

|制法|枸杞子用开水冲泡。

|用法|代茶饮用，早、晚各1次。

|功效|适用于高血脂。

方3 决明子粥

|原料|决明子20克，粳米100克。

|制法|决明子微炒有香气，水煎取汁100毫升，加入粳米，再加水400毫升，用大火烧开，再转用小火熬煮成稀粥。

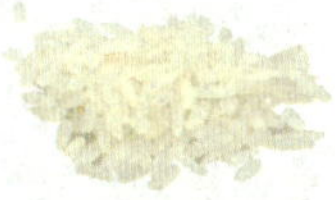

粳米

|用法|每日1剂，分数次食用。

|功效|适用于肝炎、高血压、高血脂等。

豆豉菜花

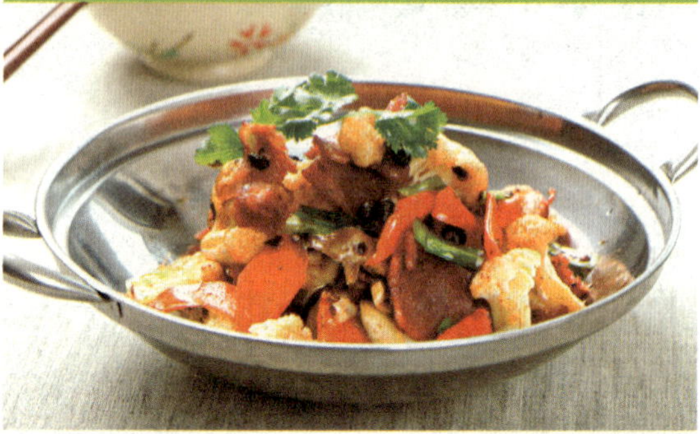

材料 菜花300克，香菇、胡萝卜各50克，培根20克，红辣椒片、蒜苗段各10克，葱花、姜片、蒜片各适量，香菜叶少许。

调料 豆豉酱、生抽各10克，代糖适量。

做法 ❶菜花、香菇分别洗净，切片，入沸水中汆烫后沥干，备用。

❷胡萝卜洗净，切片；培根切片，备用。

❸油锅烧热，爆香葱花、姜片、蒜片，入代糖、豆豉酱、红辣椒片、蒜苗段、培根片，翻炒至培根出油，入胡萝卜片、菜花片、香菇片、生抽翻炒2分钟，加入香菜叶即可。

百合红豆豆浆

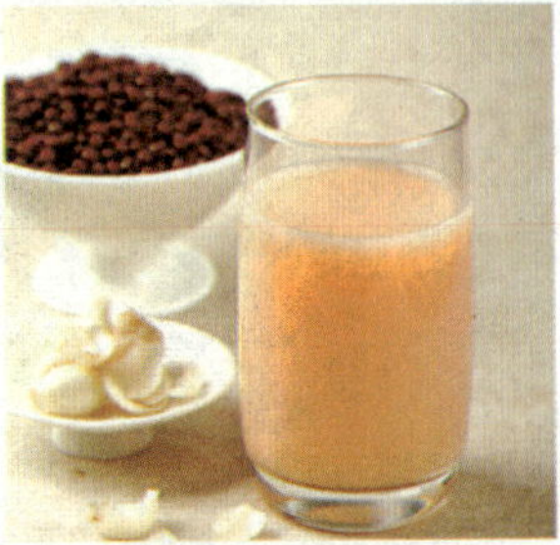

材料 红豆80克，鲜百合30克。

调料 无。

做法 ❶红豆淘洗干净，用清水浸泡至软；鲜百合择洗干净，掰成小瓣。

❷将泡好的红豆和鲜百合瓣一同倒入全自动豆浆机中，加适量水煮成豆浆即可。

薄荷蜂蜜豆浆

材料 黄豆80克，鲜薄荷适量。

调料 蜂蜜适量。

做法 ❶将黄豆用清水浸泡至软后洗净；鲜薄荷洗净，切碎末。

❷将泡好的黄豆和薄荷末一同倒入全自动豆浆机中，加适量水煮成豆浆。

❸将豆浆过滤后凉至温热，加蜂蜜调味即可。

香蒸茼蒿

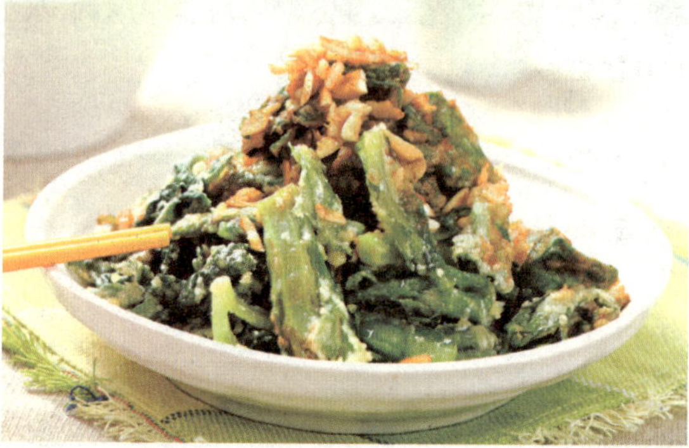

材料 茼蒿300克，蒜末适量。

调料 酱油、醋、香油、代糖、玉米面、面粉、蚝油、盐各适量。

做法 ❶将面粉、玉米面同放入碗内，加适量水搅拌均匀，备用。

❷茼蒿择洗干净，切段，备用。

❸将茼蒿段放入面粉和玉米面糊糊中搅拌均匀，一定要让茼蒿段被充分地包裹起来，备用。

❹蒸锅内加水烧开，茼蒿段入蒸屉，大火蒸6分钟。

❺将醋、香油、代糖、蒜末、蚝油、酱油、盐调匀，调成味汁，浇在蒸好的茼蒿段上即成。

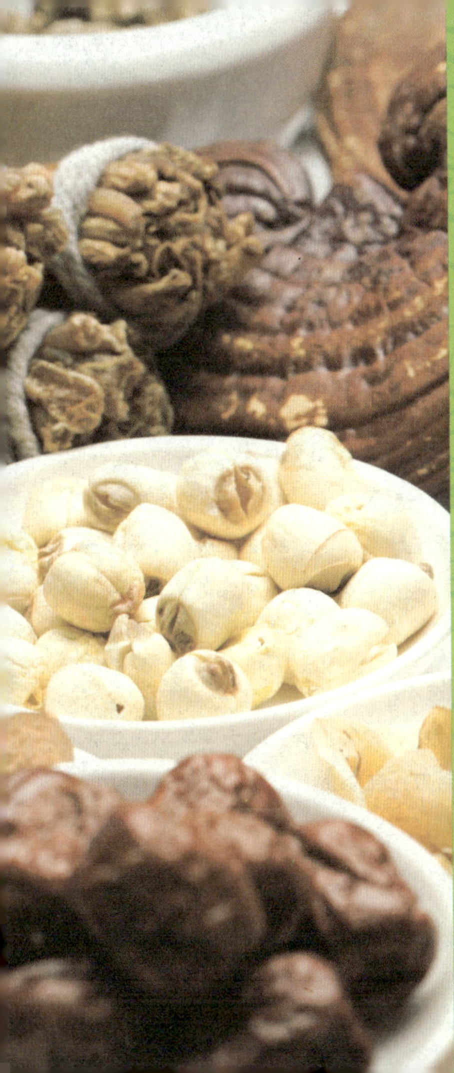

第四章 心力衰竭食疗推荐

饮食注意事项

心力衰竭患者要多食易消化食物，且限制盐的摄入，防止水肿，以减轻心脏的负担。其饮食调养的原则如下。

补充维生素，增强食欲

心力衰竭患者一般胃口差，加上低钠饮食缺乏味道，所以膳食中应添加富含维生素的食物，可多吃些鲜嫩蔬菜、水果，尤其是富含维生素B_1及维生素C的食物，可保护心肌。

限制食盐的摄入

限制食盐可预防和减轻水肿，心力衰竭患者需要根据病情选择低盐或无盐饮食。低盐即烹调时食盐每日摄入含量小于2克。

限制热量和脂肪的摄入

肥胖不但可以加重心脏的负担，而且对循环和呼吸系统都是不利的。所以心力衰竭患者应严格限制热能和脂肪的摄入，使其体重维持正常或略低于正常水平，从而减轻心脏的负担。以每日热能摄入量为热能2510.4千焦（600千卡）为宜。

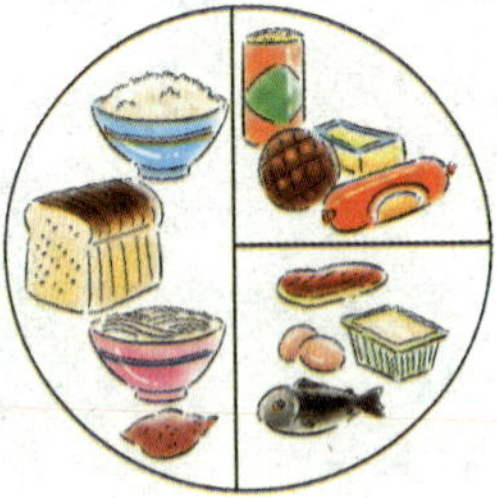

心力衰竭患者应科学合理安排膳食

限制蛋白质的摄入

心力衰竭患者要控制蛋白质的摄入，以每千克体重1克/日为宜。当心力衰竭严重时，每日蛋白质摄入应控制在25～30克或每天每千克体重0.8克。

适量补充钾元素

钾对心脏有保护作用，不足时会引起心律失常。含钾丰富的食物有：土豆、山药、菠菜、香蕉等。

多吃易消化饮食

心力衰竭患者由于循环系统功能减退，从而影响到食物的消化和吸收，加上患者很少活动，很容易造成便秘，而给患者带来负担。因此，可以选择食用流质、半流质饮食，如米汤、米糊等易消化饮食。

食疗宜忌速查

√ 宜食食物

1.蛋白质类：瘦肉、鲜鱼、蛋类。

2.维生素类：新鲜蔬菜（如菠菜、油菜等）、瓜果等。

3.营养丰富的流质食物，如粳米粥、牛奶、汤等。

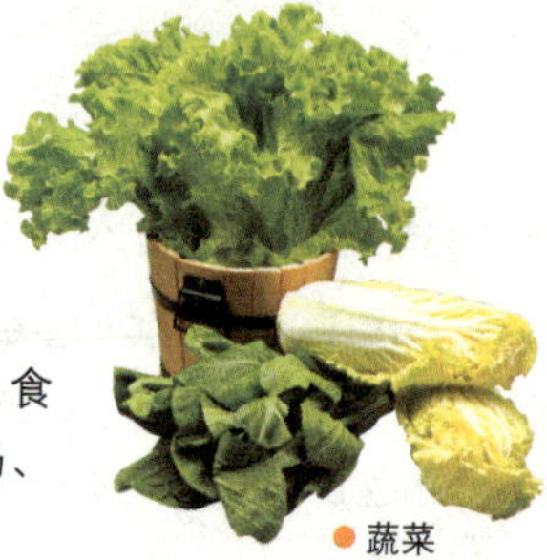

● 蔬菜

× 忌食食物

1.忌食生冷、油腻、坚硬及刺激性的食物。

2.容易产生胀气的食物，如南瓜、甘薯、豆类等宜少食。

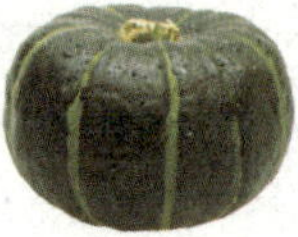

● 南瓜

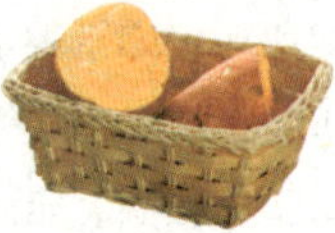

● 甘薯

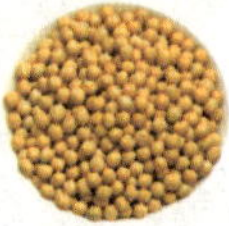

● 大豆

方1 茯苓粥

|原料|白茯苓粉15克，粳米适量。

|制法|白茯苓粉与粳米一同煮成粥。

|用法|早晨与下午温热分服。

|功效|用于心衰水肿。

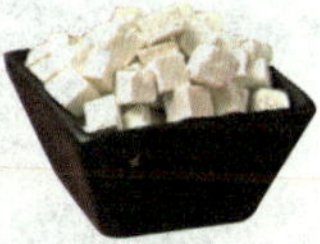

白茯苓

方2 车前子茶

|原料|鲜车前子50克。

|制法|鲜车前子煎水取汤。

|用法|代茶饮。

|功效|适用于心力衰竭。

方3 葶苈散

|原料|葶苈子适量。

|制法|葶苈子研细末。

|用法|饭后服3～6克，每日分3次。

|功效|适用于心衰水肿。

科学食谱大搜查

香香鸡蛋

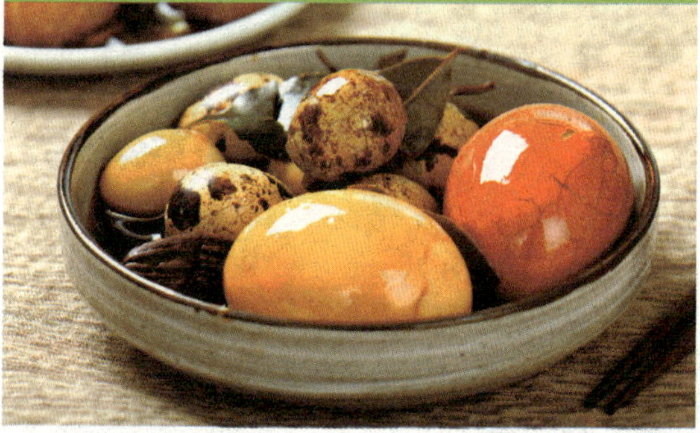

材料 鸡蛋300克，鹌鹑蛋100克，姜片、葱段、蒜片各适量。

调料 香叶、酱油、花椒、大料、桂皮、茶叶、盐各适量。

做法 ❶将带壳的鸡蛋、鹌鹑蛋分别入冷水锅中，大火烧沸，小火煮至熟透，关火，捞出，过凉水，部分去壳，部分敲碎，备用。

❷将煮熟的鸡蛋、鹌鹑蛋、葱段、姜片、蒜片、香叶、花椒、大料、桂皮、茶叶一起放入锅中煮，调入酱油和盐，大火烧沸后捞出葱段、姜片、蒜片，转小火焖30分钟即成。

冬菜香丸子

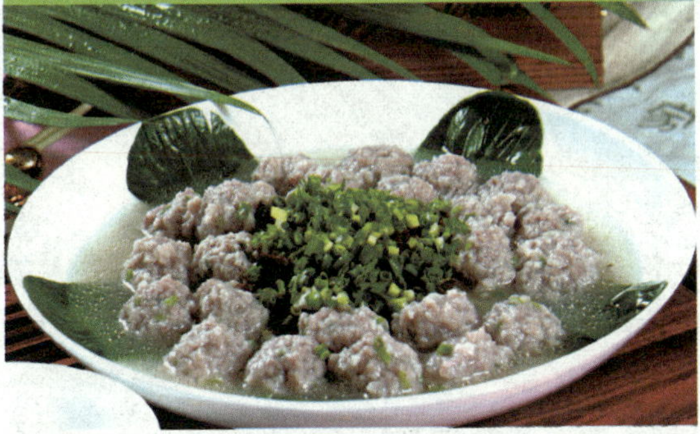

材料 猪肉末450克，冬菜200克，青菜叶末、葱、姜、蒜各适量，鸡蛋（取蛋清）1个。

调料 盐、干淀粉、黑胡椒粉、料酒、香油各适量。

做法 ❶葱、姜、蒜、冬菜均洗净后切碎，加入猪肉末中一起剁细，加盐、黑胡椒粉、料酒调味；搅拌均匀后，加入鸡蛋清继续搅拌；逐次加水，搅拌均匀，加入少许干淀粉拌匀，制成馅料。

❷用手将做法❶的馅料捏握成大小相等的肉丸，放入盘中，备用。

❸锅中加水煮开，倒入所有肉丸煮熟，放青菜叶末、盐，淋入香油即可。

木瓜牛奶

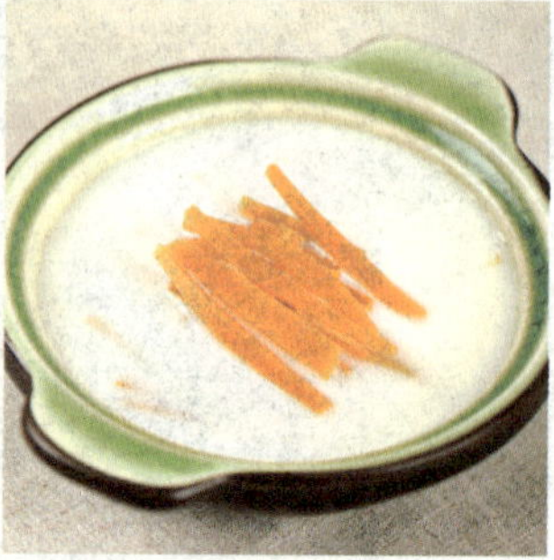

材料 熟木瓜2个，牛奶500毫升。

调料 代糖适量。

做法 ①木瓜洗净，去皮及籽，切丝。

②锅内加水烧开，将木瓜丝入锅内，放代糖熬煮至木瓜熟。

③加入牛奶调匀，再煮至微沸即可。

柠檬苹果茼蒿汁

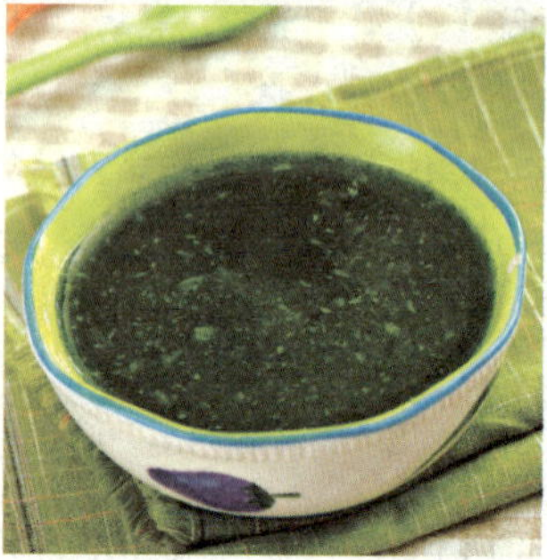

材料 苹果200克，茼蒿100克，柠檬肉50克。

调料 无。

做法 ①苹果削皮，切块；茼蒿处理干净，备用。

②苹果块、茼蒿、柠檬肉一同放入榨汁机中榨汁，最后搅匀即可。

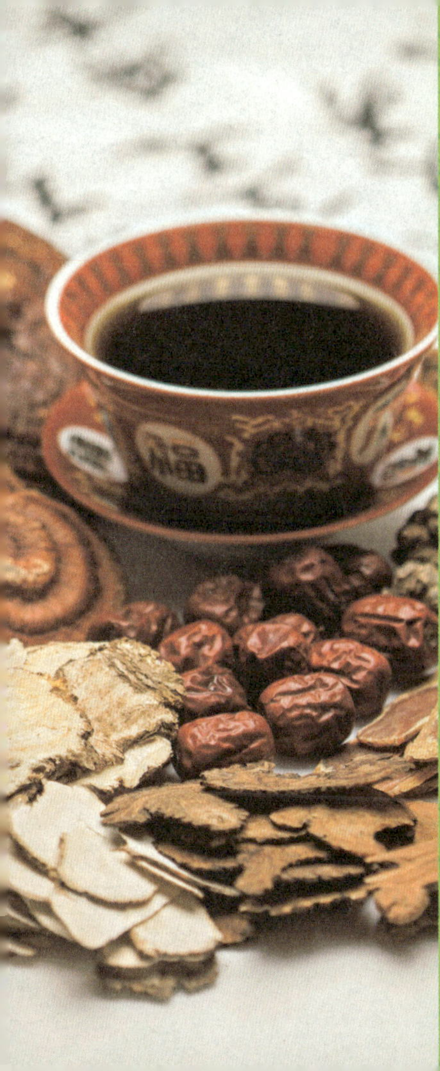

第五章 风湿性心脏病食疗推荐

饮食注意事项

风湿性心脏病患者的饮食调节主要包括以下几方面内容。

多食含钾丰富的食物

风湿性心脏病患者若发生心力衰竭后要使用洋地黄制剂和利尿药，长期用这两类药物容易引起体内缺钾，所以应适当多吃些含钾丰富的食物，另外钾还可以保护心肌细胞，含钾丰富的食物有西红柿、小白菜、圆白菜、土豆、芋头等。

此外，风湿性心脏病患者的饮食也因年龄不同而有所差异。如果患者为青少年，处在生长发育期，故应给予较多的营养物质，如优质蛋白质、丰富的膳食纤维等。

若患者为中老年，则应以低热量、低脂肪饮食为主，同时要给予易消化的饮食。但是，无论是青年患者还是中老年患者都不要暴饮暴食，最好少食多餐。

低脂肪饮食

高脂肪饮食不利于消化，会增加心脏负担，或诱发心律失常等，所以风湿性心脏病患者的饮食尽量要选择低脂肪的食物，如土豆、山药、芹菜、冬瓜、黄瓜、茄子、海带、豆腐等。

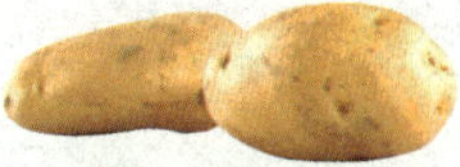
● 土豆

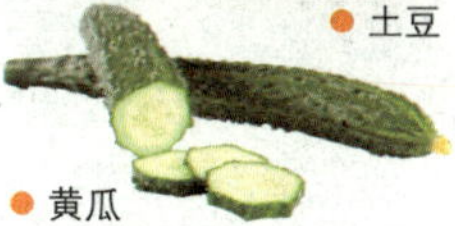
● 黄瓜

低盐饮食

风湿性心脏病患者易发生水肿，因而必须限制食盐的摄入量，防止水肿加重和心脏负担增加，一般来说，风湿性心脏病患者每天食盐的摄入量在1~5克比较合适。病情严重，出现高度水肿时，应禁食钠盐。

避免饮水过多

风湿性心脏病患者如果出现全身水肿和少尿等症状时，应限制进水量，且不可以大量地饮水及茶、汤、果汁或其他饮料等，否则会迅速增加血容量，进而增加心脏负担。饮水量最好一次不超过500毫升。需要喝水时，分成几次喝，每次少一点，相隔时间长一些。

食疗宜忌速查

宜食食物

富含维生素K的食物：如胡萝卜、菜花、菠菜、豌豆等。

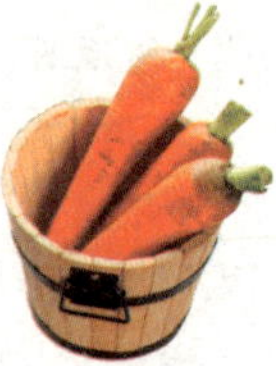

● 胡萝卜

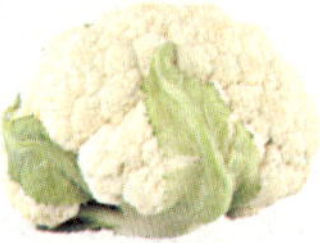

● 菜花

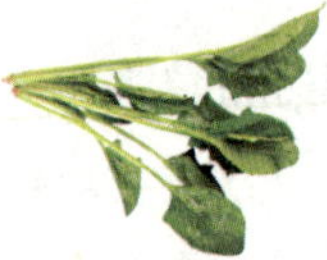

● 菠菜

忌食食物

1.高脂肪、高胆固醇食物：如动物内脏、动物油、螃蟹、鱼子等。

2.刺激性食物：如烟酒、浓茶、咖啡及辛辣调味品等。

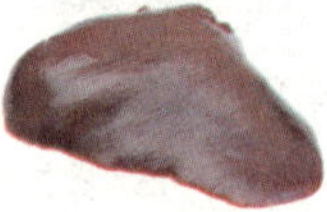

● 羊肝

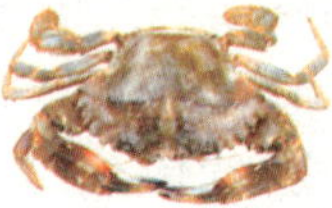

● 螃蟹

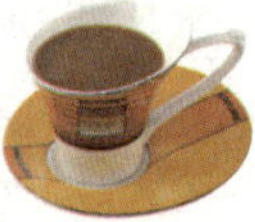

● 咖啡

方1 黄精粥

|原料|黄精50克，粳米100克。

|制法|黄精切碎与粳米一同放锅内，加适量的清水，大火烧沸后改小火煮至粥熟。

|用法|作早餐食用，每日1次，10日为1个疗程。

|功效|适用于心悸怔忡、气短乏力等症。

方2 葶苈子方

|原料|葶苈子适量。

|制法|葶苈子微炒，研细末。

|用法|每次4克，每日3次，吞服，15日为1个疗程。

|功效|适用于风湿性心脏病。

方3 苦参方

|原料|苦参20克。

|制法|苦参水煎。

|用法|每日1剂，分3次服。

|功效|适用于风湿性心脏病。

萝卜羹

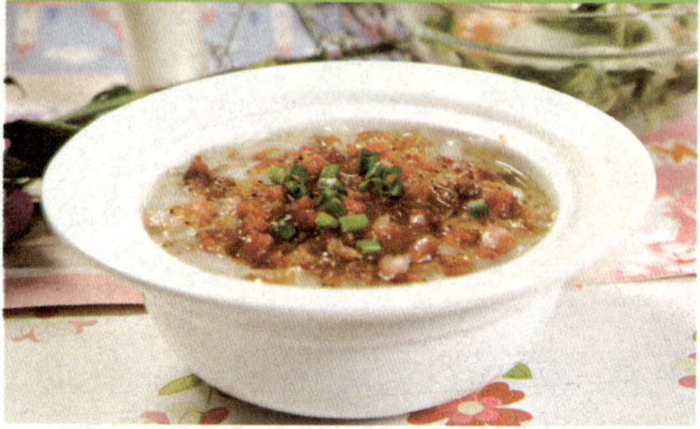

材料 糯米300克，白萝卜丝100克，叉烧、五花肉、虾米各80克，葱花、蒜末各适量。

调料 味精、盐、胡椒粉、香油各适量。

做法 ①叉烧、虾米切粒，炒香待用；糯米淘净，加水煮成糯米粥。

②五花肉切粒，加入除香油外的调料腌渍15分钟，用小火煎出少量油后投入蒜末爆香，投入白萝卜丝炒匀，加盖焖熟。

③倒入糯米粥，边倒边搅拌至六七分熟，加入叉烧粒、虾米粒、胡椒粉、味精、盐搅匀，成为萝卜羹。

④最后撒上葱花，淋上香油即可。

黄瓜拌粉皮

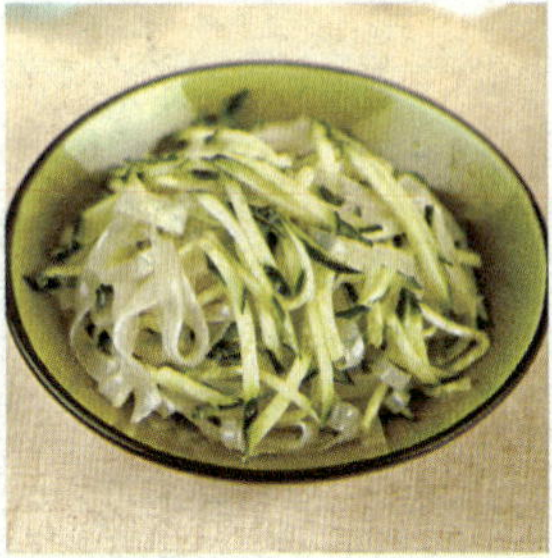

材料 黄瓜300克，粉皮100克。

调料 盐、味精、香油各适量。

做法 ①将黄瓜、粉皮分别洗净，黄瓜切成丝，粉皮切成窄条，一起放入碗中。

②用盐、味精、香油调味，拌匀即可。

凉拌黄豆芽

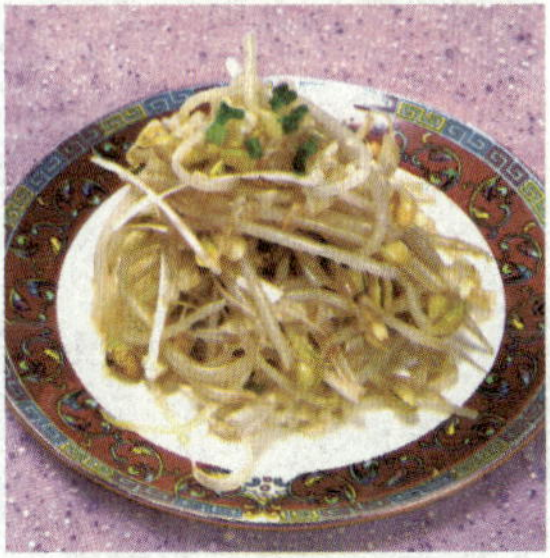

材料 黄豆芽600克，葱白丝、葱花、蒜泥各适量。

调料 盐适量，香油少许。

做法 ①黄豆芽入沸水中氽烫，捞出。

②将所有材料加入所有调料拌匀即可。

豆果烩

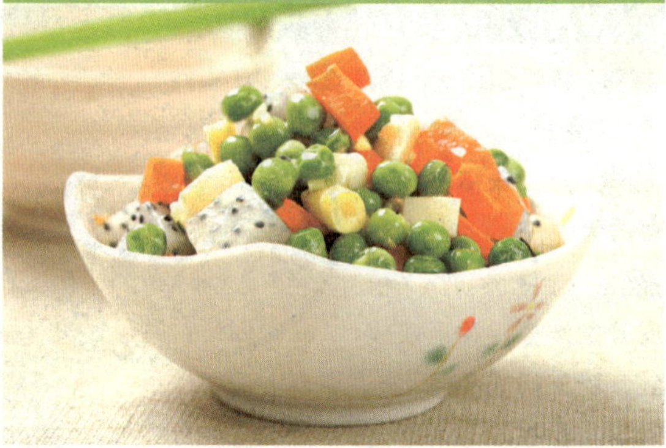

材料 豌豆300克，火龙果200克，胡萝卜50克，竹笋适量，葱花、姜末各少许。

调料 盐、橄榄油各适量。

做法 ❶火龙果洗净，除外皮后，切小块，备用。

❷胡萝卜去皮，洗净，切丁；竹笋洗净，切小丁。

❸锅内加橄榄油烧热，爆香葱花、姜末，入胡萝卜丁翻炒至半熟。

❹再入竹笋丁、豌豆稍微翻炒。

❺出锅前放火龙果块炒匀，最后加盐调味即成。

食疗保健功效 豌豆中富含维生素C及胆碱、蛋氨酸，可防止动脉粥样硬化，降血压、降血糖。

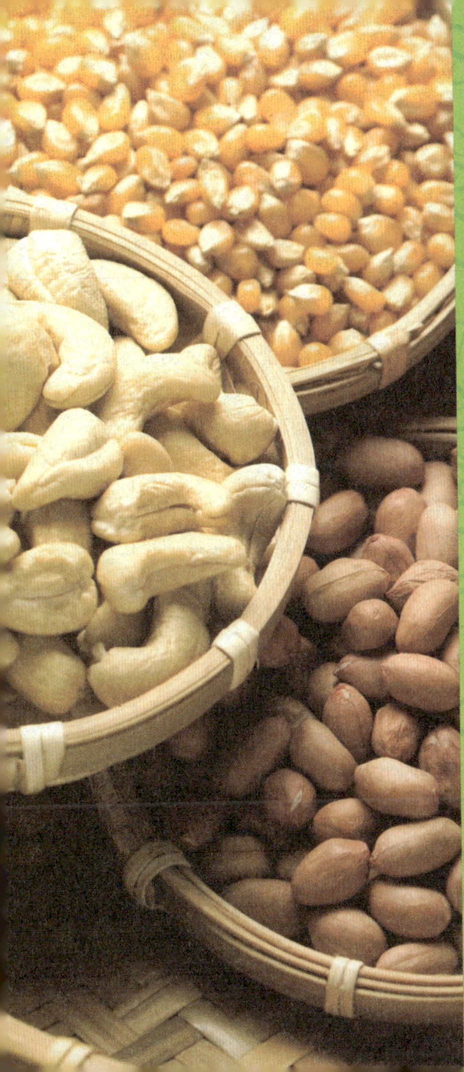

第六章 高血压食疗推荐

饮食注意事项

饮食与高血压病有很大的关系。摄盐过多可使血压升高，饱餐与甜食易使人发胖，肥胖则易使血压升高。所以，饮食调养对高血压的病情发展至关重要。

增加膳食纤维的摄入

多食富含膳食纤维的食物，有利于心肌代谢，改善心肌功能和血液循环，促进胆固醇的排泄，防止高血压病的发展。

膳食纤维可以调节胆固醇的代谢，控制动脉粥样硬化的进展，从而降低血压。

多吃海鱼

海鱼富含不饱和脂肪酸，能降低血浆胆固醇，抑制血栓形成，预防脑卒中。

另外还含有较多的亚油酸，对增加微血管的弹性、预防血管破裂、防止高血压并发症有一定作用。所以高血压患者可以多吃鱼类食品。

多吃含钾、钙、镁丰富的食物

钾盐有利尿作用，有利于改善心肌收缩力。如土豆、芋头、茄子、海带、莴笋、冬瓜、西瓜等都含有丰富的钾。

含钙丰富的食品如牛奶、酸牛奶、芝麻酱、虾皮、绿色蔬菜等，对心血管都有保护作用。含镁丰富的食品有绿叶蔬菜、小米、荞麦面等，镁盐通过舒张血管可达到降压作用。

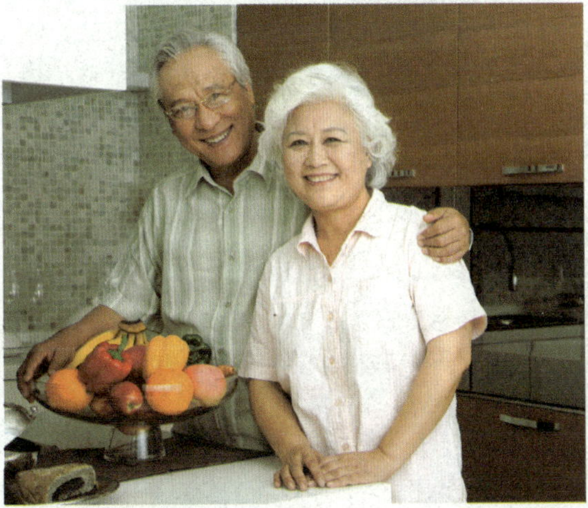

适量摄入蛋白质

优质蛋白质可以防治血压升高，大豆蛋白中的氨基酸成分还可防止脑卒中的发生。

每日蛋白质的摄入量以每千克体重1克为宜，各种豆类及豆制品，蛋清为宜，少食动物性蛋白。如果高血压并发肾功能不全时，应限制蛋白质的摄入。

低盐饮食

据研究表明，食盐摄入量与高血压病的发病呈正比关系。所以一般主张，凡有轻度高血压或有高血压病家族史的人食盐摄入量最好控制在每日5克以下，对血压较高或合并心衰者摄盐量应更严格限制，每日用盐量以1~2克为宜。适当减少钠盐的摄入有助于降低血压，减少体内的水钠潴留。另外，尽量少吃酱菜等盐腌食品。

减少饱和脂肪酸的摄入

高血压患者日常膳食中应限制饱和脂肪酸的摄入，烹调时，多采用植物油，因为动物脂肪中含有大量的饱和脂肪酸，会升高胆固醇，易导致血栓形成，使高血压脑卒中的发病率增加。

植物性油脂含不饱和脂肪酸较高，能延长血小板凝集时间，抑制血栓形成，降低血压，预防脑卒中。所以食用油宜多选食植物油，如橄榄油、菜籽油等。

限制胆固醇的摄入

胆固醇摄入过多，易使血压增高，故应限制胆固醇的摄入。每日摄入胆固醇量应控制在300毫克以下，应少食高胆固醇食物，如动物内脏、蛋黄、鱼子、各种动物油等，多食胆固醇低的食物，如牛奶和各种淡水鱼等。

远离烟酒、刺激性食物

烟、酒、咖啡、辛辣刺激性食物可使神经系统兴奋，引起血压升高。故应忌烟、酒、浓茶、咖啡等。

多吃蔬菜、水果和面包

减少食用脂肪和糖类的食物并不是一件很难的事，可以选择一些重量相同，但含较少热量的食物来替代，如蔬菜、水果和面包等。这些食物一般都体积较大，而且需要多次咀嚼，这样就可以避免饮食过量。这类食物消化得也比较慢，可使人体饱胀感持续较长时间。当然，这类食物还能提供健康饮食中所需的维生素和矿物质。

食疗宜忌速查

✓ 宜食食物

1.富含碳水化合物类：米饭、粥、面类、葛粉汤、芋类、软豆类等。

2.优质蛋白食物：牛肉、猪瘦肉、鱼、蛋等。

3.富含膳食纤维的食物：蔬菜类、水果类。

4.菌类：如黑木耳、香菇等。

5.饮料类：淡红茶、酵母菌乳酸。

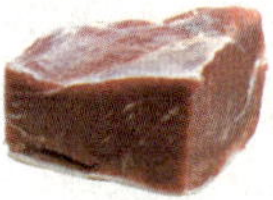

● 牛肉

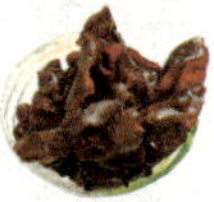

● 黑木耳

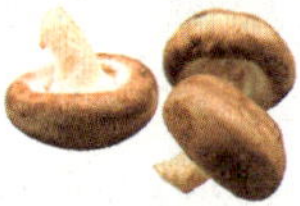

● 香菇

✕ 忌食食物

1.脂肪高的食品：如猪五花肉等。

2.纤维硬的蔬菜：如牛蒡、竹笋。

3.盐分高的食物：如咸菜、火腿等。

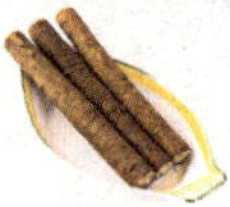

● 牛蒡

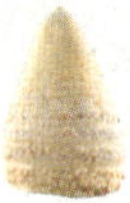

● 竹笋

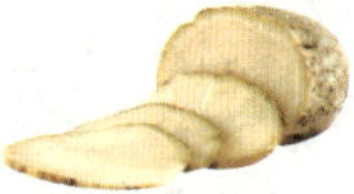

● 咸菜

方1 鲜芹菜方

|原料|鲜芹菜250克。

|制法|鲜芹菜洗净切段，在沸水中汆烫2分钟后捞出绞汁。

|用法|经常饮用。

|功效|可缓解由高血压引起的头痛。

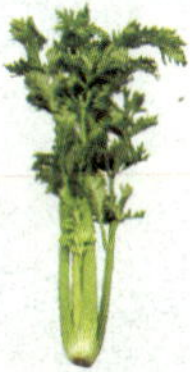

芹菜

方2 桑树根方

|原料|桑树根100克。

|制法|桑树根加水2碗煎至1碗。

|用法|每日2次。

|功效|适用于高血压。

方3 生槐花方

|原料|生槐花15克。

|制法|生槐花用开水浸泡。

|用法|代茶饮。

|功效|适用于高血压，预防脑血管意外。

萝卜牛腩

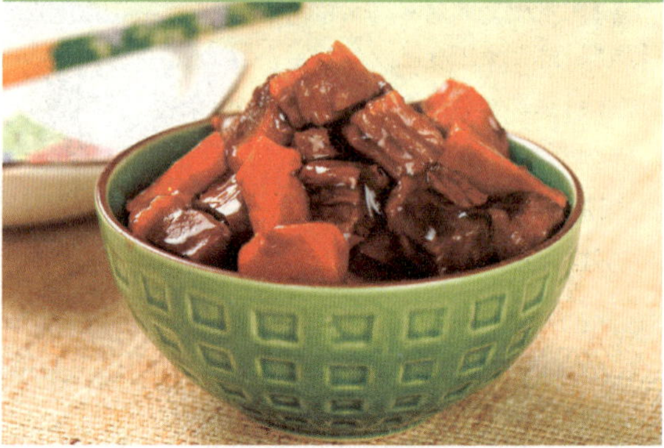

材料 牛腩块400克，胡萝卜150克，葱段适量，姜片少许。

调料 酱油、代糖各适量。

做法 ①将胡萝卜去皮，洗净，切块；牛腩块洗净，入沸水中汆烫至熟，洗净之后，与胡萝卜块一同放入碗内。

②在做法①的碗内加入姜片、葱段及调料拌匀。

③蒸锅入火上，加适量水，做法②的碗移入蒸锅，盖上锅盖，焖煮40分钟。

④再加1杯水，续焖片刻即成。

清蒸鲈鱼

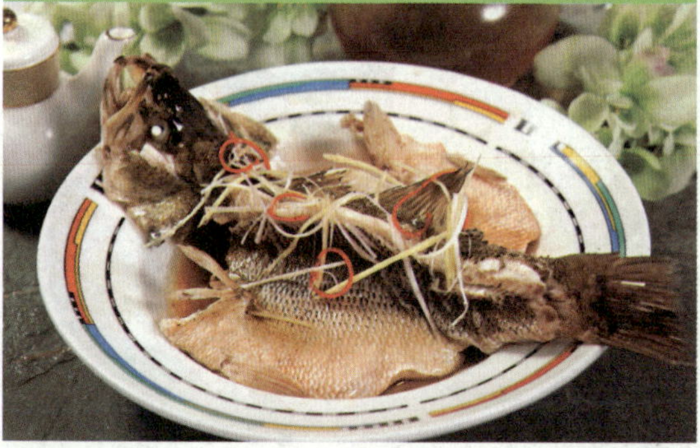

材料 鲈鱼1条，葱白丝、姜片、姜丝、红辣椒圈各适量。

调料 蒸鱼豉油、酱油、盐、料酒各适量。

做法 ❶鲈鱼宰杀后去除内脏，洗净，鱼正面和反面片开几刀，用料酒和盐揉匀，并塞上姜片和部分葱丝腌渍20分钟。

❷锅内加水烧沸，鱼身上撒上剩余葱丝和姜丝，以大火蒸7分钟。

❸取出蒸鱼，倒1小匙蒸鱼豉油和酱油，放上红椒圈点缀。

❹最后锅中加一大勺油烧热，浇在鱼身上即可。

黑木耳拌黄瓜

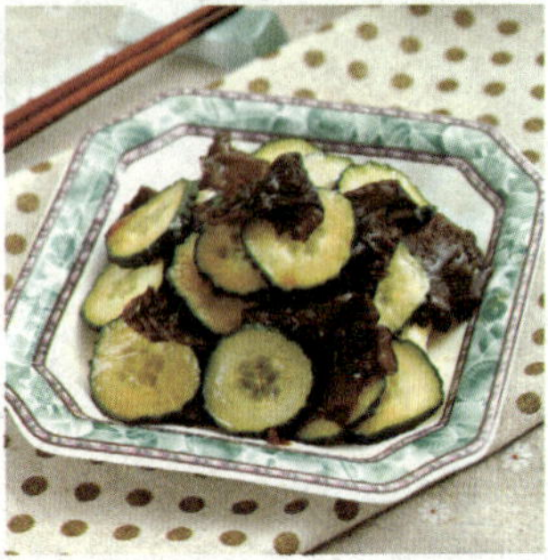

材料 黄瓜片200克，水发木耳50克。

调料 盐、酱油、味精、代糖各适量。

做法 ❶黄瓜片调入盐腌渍。

❷将酱油、代糖、味精调成味汁。

❸将水发木耳撕小朵，加黄瓜、酱油、味汁拌匀即可。

凉拌白菜梗

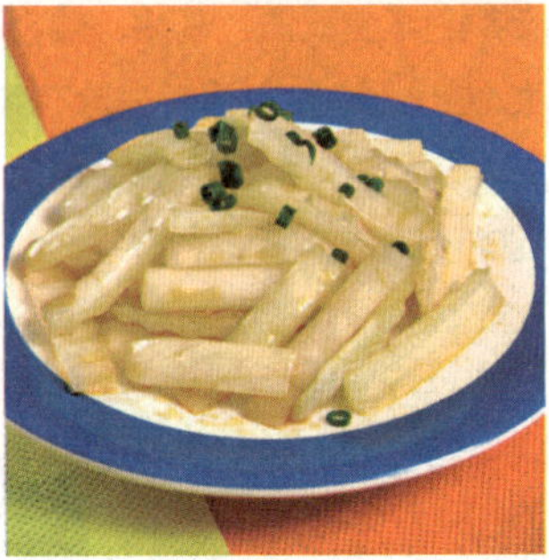

材料 白菜梗500克，葱花适量。

调料 盐、红油、味精各适量。

做法 ❶将白菜梗切段后加入盐腌渍片刻，挤出水分。

❷将红油、味精、葱花、盐加入白菜梗段内拌匀即可食用。

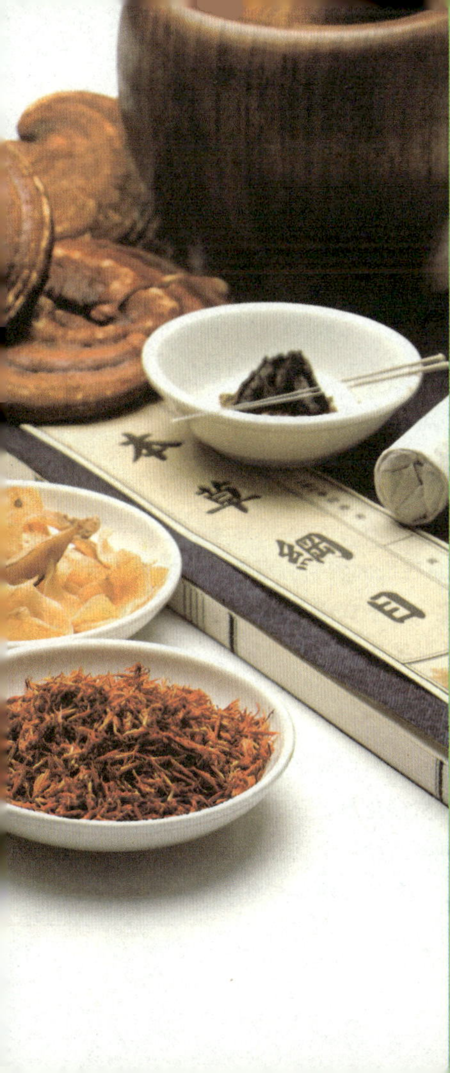

第七章 动脉粥样硬化食疗推荐

饮食注意事项

合理的饮食可防治动脉粥样硬化，因为血脂升高是动脉粥样硬化的主要病因，所以饮食防治的目的就是要有效地控制血脂。合理饮食原则可归纳为以下几个方面。

宜食低胆固醇食物

胆固醇含量比较低的食物主要有各种瘦肉、鱼肉、蛋清、豆制品等。不宜食用高胆固醇食物，如肥肉和肝、脑、肾、肺等动物内脏。

多摄入膳食纤维

膳食纤维不仅能改善肠胃功能，还能降低血中胆固醇。所以动脉粥样硬化患者的膳食中要多增加膳食纤维的摄入，如新鲜蔬菜、水果等，尤其要多食用深颜色蔬菜。另外，水果的品类也要经常更换，以保证均衡的摄取膳食纤维。

限制饱和脂肪酸的摄入

饱和脂肪酸会促进食物中胆固醇的吸收，加重动脉粥样硬化患者的病情。

动物脂肪中富含饱和脂肪酸，所以不宜摄入过多，应少食肥肉、猪油、奶油或其他动物油。烹调时最好以植物油为主，如菜籽油、玉米油、橄榄油等。因为植物油主要富含不饱和脂肪酸，不但可以降低血浆中甘油三酯的含量，而且能降低血液黏稠度，从而降低动脉粥样硬化的发病率。

控制热量的摄入

肥胖会加重动脉粥样硬化患者的病情，所以膳食中要限制热量的摄入，以维持正常体重。40岁以上者尤其要注意预防发胖，所以平时饮食宜以低脂肪、低糖为主。

低盐饮食

动脉粥样硬化患者注意饮食要以清淡为主，摄入食盐过多会造成钠潴留，导致血压升高，最好以每日食盐摄入量小于5克为宜，逐步减至2～3克为最佳。另外，还要少吃腌制食品。

食疗宜忌速查

√ 宜食食物

1.多食用植物蛋白（如豆制品）。

2.复合碳水化合物（如淀粉等）。

3.多吃富含维生素C、膳食纤维的食物。

4.多吃些水产海味食物：如海带、海蜇、淡菜、紫菜、羊栖菜、海藻之类。

5.食用植物油：如花生油、香油等。

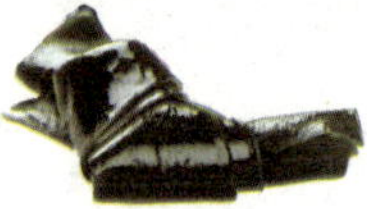

海带

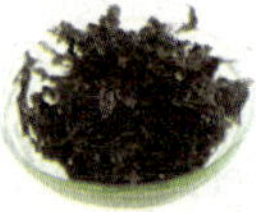

紫菜

× 忌食食物

1.高胆固醇的食物：如羊髓、鸭蛋等。

2.高脂肪食物：如猪肥肉、牛肥肉等。

3.高蛋白类：如鸡蛋黄、鸭蛋黄等。

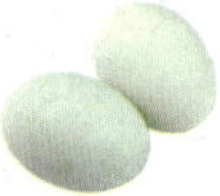

鸭蛋

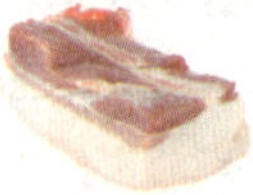

猪肥肉

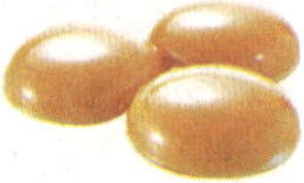

蛋黄

方1 首乌炖母鸡

|原料|何首乌30克，老母鸡（1 000克左右）1只，姜、盐、料酒各适量。

|制法|何首乌研碎，用纱布包好，放入去掉内脏的母鸡肚里，然后用砂锅以小火炖，加入姜、盐、料酒，炖熟即可。

|用法|食肉饮汤。

|功效|适用于动脉粥样硬化。

方2 甘薯粥

|原料|甘薯300克，粳米500克，盐适量。

|制法|将甘薯洗净去皮，切块与粳米同煮粥。粥煮熟后加盐调味即可食用。

|用法|佐餐用。

|功效|适用于体弱贫血、脾胃消化能力较差者。

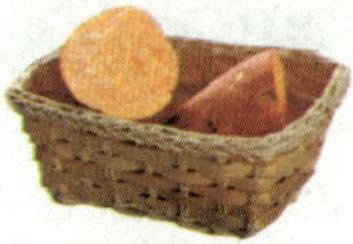

甘薯

方3 刀豆壳散

|原料|老刀豆壳适量。

|制法|将老刀豆壳焙干研末。

|用法|每次10克，用黄酒调服，连续服用5日。

|功效|适用于动脉粥样硬化。

科学食谱大搜查

豆腐煮三鲜

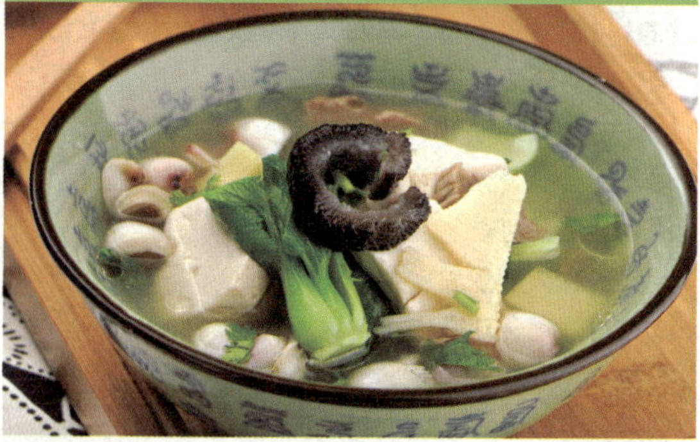

材料 南豆腐200克，牛瘦肉、鲜鱿鱼、水发海参各50克，冬笋、油菜心各25克，姜片、葱末各适量。

调料 高汤、盐、味精、料酒、胡椒粉各适量。

做法 ①将牛瘦肉、鱿鱼和海参洗净后入沸水汆烫，均切成小片；豆腐洗净切片；冬笋洗净切片；油菜心洗净后入沸水汆烫。

②锅置火上，倒油烧热，入姜片和葱末爆香，加料酒、盐，放入牛肉片、鱿鱼片、海参片和冬笋片翻炒几下，注入足量高汤，放入南豆腐片，用大火煮至材料熟透入味，适当收汁后，放油菜心烫熟，加入味精、胡椒粉即可。

蜜汁陈皮鸡翅

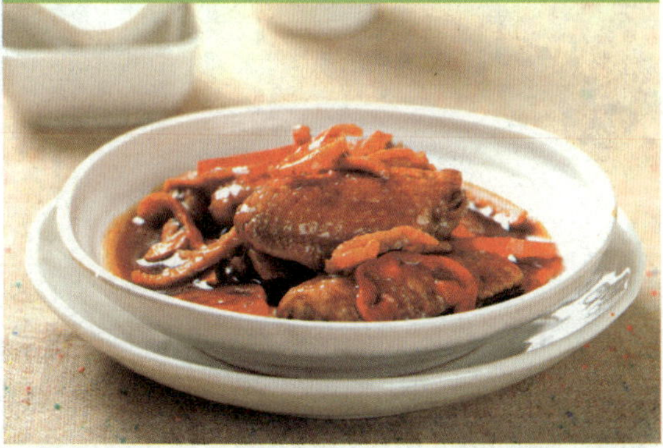

材料 鸡翅5个，红辣椒1个，葱、姜各适量。

调料 蜜汁、陈皮、料酒、盐各适量，花椒少许。

做法 ❶鸡翅洗净，加入料酒、盐、花椒腌渍10分钟至入味。

❷陈皮泡软；红辣椒洗净，去蒂及籽，切小圈；葱洗净，切末；姜洗净，去皮，切末，备用。

❸油锅烧热，下入鸡翅炸至金黄色，捞出，沥油。

❹锅内留底油烧热，放入葱末、姜末、红辣椒圈，煸香，放入鸡翅、陈皮、蜜汁，加入适量开水，以小火炖至鸡翅熟烂即可。

桂圆大枣小米粥

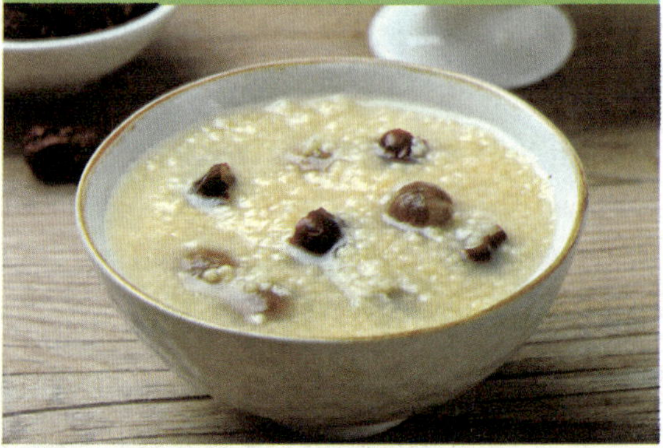

材料 小米50克，大枣、桂圆肉各适量。

调料 无。

做法 ❶先将小米淘洗净，置于清水中浸泡1小时，泡完的水留用。

❷将桂圆肉洗净，也入清水中浸泡半小时。

❸大枣洗净，入清水浸泡半小时后去核，切丁。

❹锅置火上，将小米连同浸泡的水一起入锅中以大火煮开后改小火炖煮片刻。

❺接着加入去核的大枣丁、桂圆肉同煮至粥黏稠时即可取出食用。

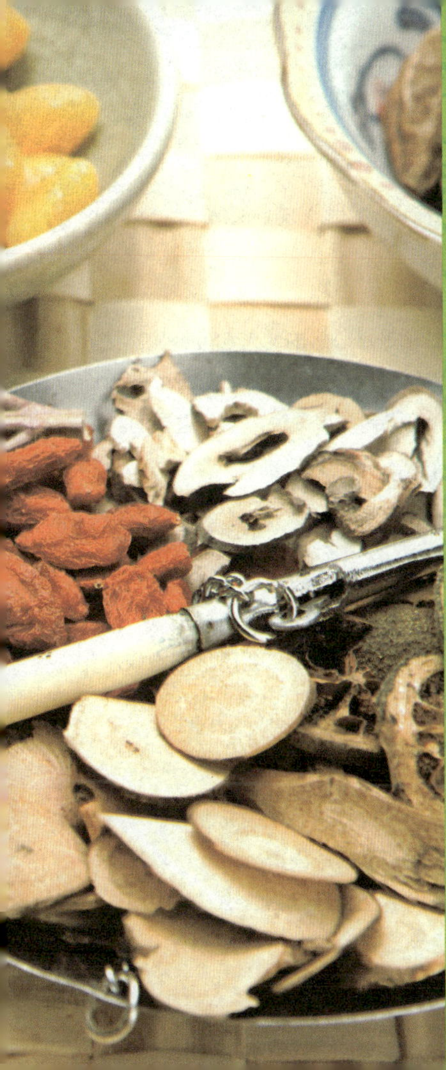

第八章 冠心病食疗推荐

饮食注意事项

高血压、高血脂是冠心病的两大危险因素。这两大危险因素的致病原因均与饮食有关。因此，采取合理的饮食调节，对冠心病患者来说是十分重要的。

适量摄入碳水化合物

当膳食中碳水化合物过多时，就会转化成脂肪储存在体内，使人过于肥胖而引起高血脂、糖尿病、心脏病等多种疾病，而这些疾病是诱发和加重冠心病的主要因素。所以，冠心病患者每日要严格控制碳水化合物摄入的总量。

增加膳食纤维的摄入

膳食纤维能与胆汁盐结合，使脂肪和胆固醇吸收减少，从而降低血脂和血清胆固醇。因此可增加膳食纤维的摄入，多吃富含膳食纤维的食物，如粗粮、蔬菜和各种瓜类的水果。

多食豆类

豆类是植物蛋白的主要来源，多吃些大豆及其制品对降低血胆固醇也颇有助益。此外，患者也可进食一些其他对心脏具有保护性的食物，如洋葱、大蒜、香菇、黑木耳、海带、紫菜等。

限制胆固醇的摄入

饮食中的胆固醇摄入量与动脉粥样硬化的发生呈正相关。建议每日胆固醇的摄入量不应超过300毫克，或小于25毫克/千焦的总热量。

严格控制钠的摄入

食盐的主要成分是氯化钠，钠可促进血液循环，增加心脏排血量，直接增加心脏负担，这对心脏血流供应不足的冠心病患者是极为不利的。所以平时烹调、饮食时一定要注意控制盐的摄入。以每日摄入量小于6克为宜，逐步递减至每日5克以下为最佳。另外，诸如咸肉、咸菜、咸鱼、火腿或发酵粉制成的面食等含钠盐多的食品均应限制。

食疗宜忌速查

宜食食物

1.谷类：各种粗粮，如玉米、小米、紫米、高粱、燕麦等。

2.豆类：大豆、蚕豆、绿豆及各种豆制品。

3.植物油：豆油、亚香油等（除椰子油外）。

4.蔬菜、瓜果：胡萝卜、苹果等。

5.菌藻类：香菇、黑木耳、海带、紫菜等。

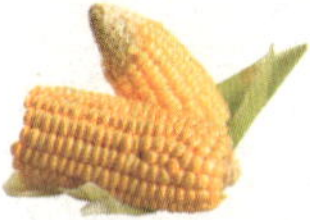
玉米

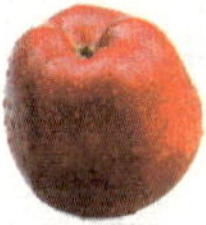
苹果

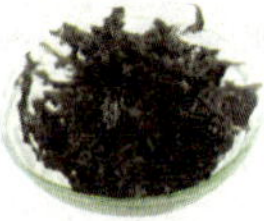
紫菜

忌食食物

1.高脂肪：油腻、厚味食物、猪油、牛油、羊油、鸡油、黄油、奶油、巧克力等。

2.其他：烟、酒、浓茶。

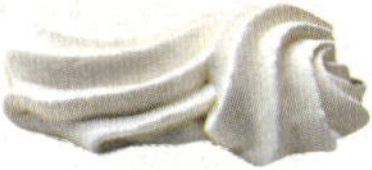
奶油

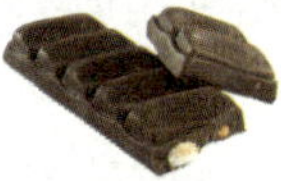
巧克力

方1 芹菜根大枣汤

|原料|芹菜根5个，大枣10颗。

|制法|将芹菜根和大枣水煎取汤。

|用法|食枣饮汤，每日1次。

|功效|适用于冠心病的调养。

方2 玉米蜂蜜粥

|原料|玉米粉50克，蜂蜜1大匙。

|制法|玉米粉用冷水调和，煮成玉米粥。粥成后加入蜂蜜调匀。

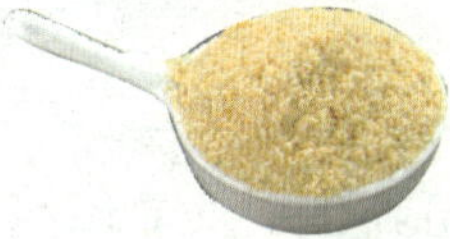

玉米粉

|用法|每日2次。

|功效|适用于冠心病调养。

方3 山楂益母茶

|原料|山楂干20克，益母草10克，茶叶5克。

|制法|山楂干、益母草洗净，同茶叶放入杯内，以沸水冲泡。

|用法|以茶代饮，每日2剂。

|功效|适用于心血瘀阻型冠心病。

优格豆腐沙拉

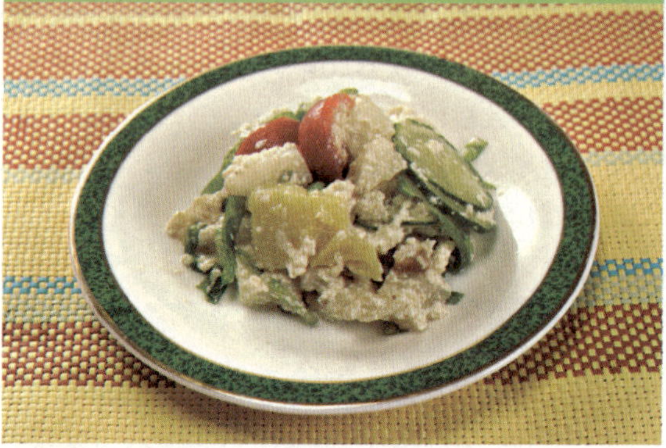

材料 嫩豆腐1块，黄瓜片50克，罐头菠萝片2片，小西红柿、吐司面包各适量。

调料 优格少许，奶油、盐各适量。

做法 ❶嫩豆腐放在筛网上，过筛磨成豆腐细泥，再拌入优格调匀，可以适量加少许盐调味，做成优格沙拉酱；吐司面包先涂上少许奶油，切成丁粒状，放入烤箱中烤成金黄酥脆的面包丁。

❷小西红柿洗净，对半切开；菠萝片切小块。

❸将黄瓜片、小西红柿、菠萝块一起装入盘中，淋下优格沙拉酱，撒下烤好的面包丁即可。

凉拌腐竹

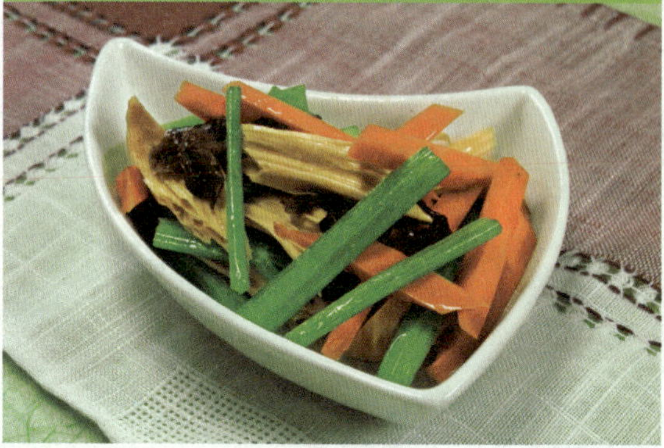

材料 腐竹200克，黑木耳50克，芹菜段、胡萝卜段各100克，蒜泥少许。

调料 鸡精少许，盐、香油各适量。

做法 ❶将腐竹用冷水泡软，沥干水分，切段；黑木耳用凉水泡发，洗净，撕成小片。

❷锅置火上，注入适量水烧开，加入少许盐和色拉油，依次将腐竹段、黑木耳片、芹菜段、胡萝卜段放入沸水中汆烫至熟，捞出沥干。

❸将所有的材料放进大盆中，加进盐、鸡精、香油、蒜泥拌匀，放进冰箱内冷藏1小时后取出即可。

大米莲藕豆浆

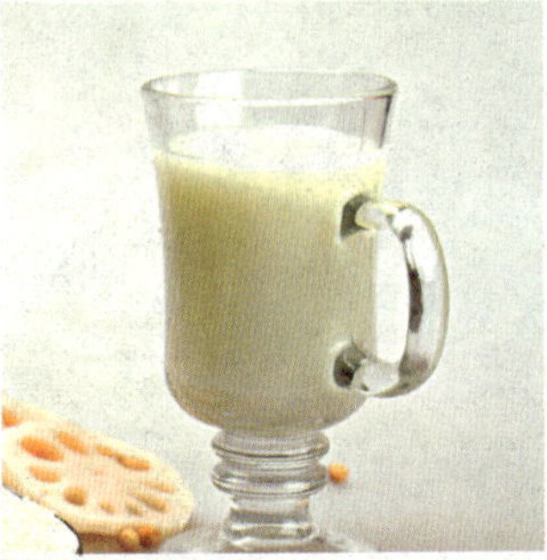

材料 黄豆、大米、莲藕丁各40克，绿豆25克。

调料 无。

做法 ❶将黄豆、绿豆入水泡软。

❷将黄豆和大米、绿豆、莲藕丁一同倒入全自动豆浆机中，加水煮成豆浆即可。

芹菜豆浆

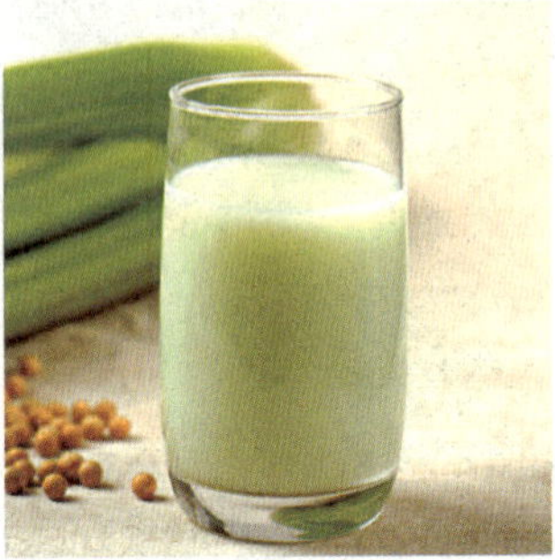

材料 黄豆60克，芹菜35克。

调料 无。

做法 ❶将黄豆用清水浸泡至软后洗净，备用；芹菜洗净后切小粒。

❷将黄豆和芹菜粒一起放入全自动豆浆机中，加适量水煮成豆浆即可。

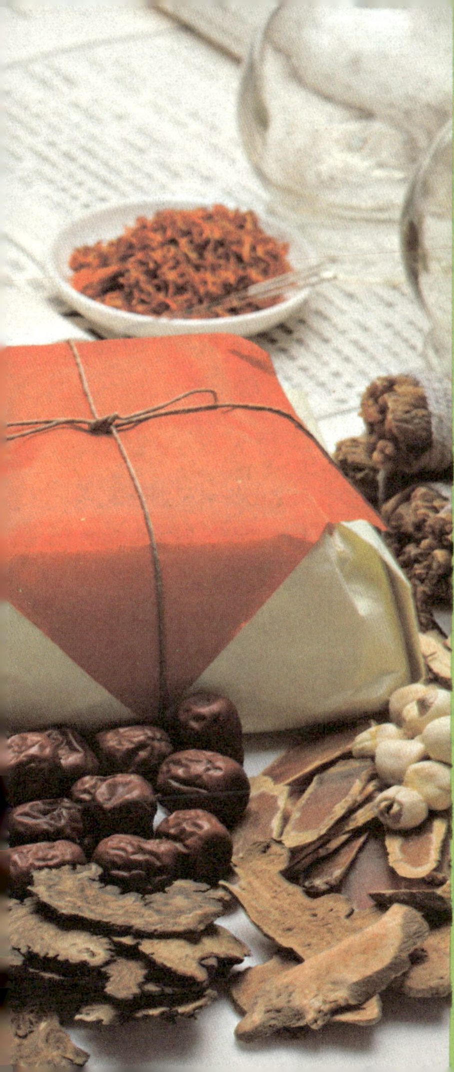

第九章 心肌梗死食疗推荐

饮食注意事项

饮食调节对心肌梗死患者而言至关重要，因急性心肌梗死患者要严格卧床，营养不宜过剩，所以心肌梗死患者饮食应该遵循以下原则。

选择易消化饮食

心肌梗死患者活动量少，大多数患者长期卧床，从而导致消化功能减退，容易发生便秘，所以应食用易消化膳食，如果汁、菜汤、米粥、面片等。另外，水果中的果胶和膳食纤维，可以刺激肠蠕动，有助于食物消化，所以可多食富含丰富膳食纤维的水果、蔬菜。

低胆固醇饮食

摄取过多高胆固醇食物，会加重动脉粥样硬化的病情。人体每天从食物中摄取的胆固醇含量最好不要超过300毫克。

胆固醇含量较低的食物如各种瘦肉、鱼肉、蛋清、豆制品等。不宜食用高胆固醇食物，如肥肉、肝、脑、肾、肺等动物内脏。

限制总热量摄入

高热量饮食会促进新陈代谢，增加心肌耗氧量，加重心脏负担，所以日常膳食应限制热量的摄入，尽量以低热量饮食为主。如主食类（粥、馒头）、豆类（绿豆、黄豆）以及蔬菜、水果等。每天热量摄取量以25～30千卡/千克体重为宜。

限制食盐的摄入

高血压是导致心肌梗死的重要危险因素之一，食盐过多不但会使血压升高，还会导致水肿，从而增加心脏的负担。

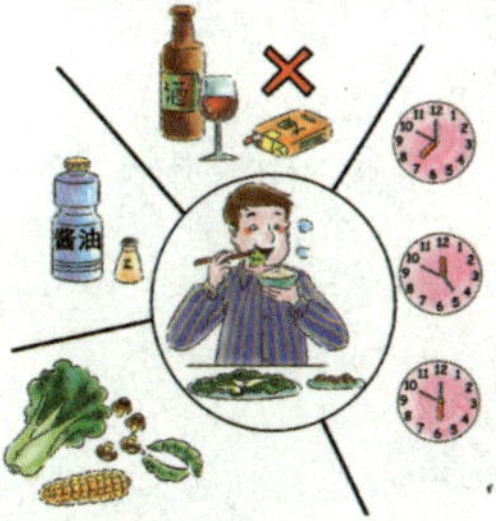

● 心肌梗死患者应注意健康合理地进食

每日的食盐摄入量以小于4克为宜，不仅要在烹调时少放盐，还要避免高盐食品，如酱菜、香肠及咸菜等。

食疗宜忌速查

√ 宜食食物

1.宜多食用流质或半流质食物，流质食物如藕粉、米汤、菜水、大枣泥汤、浓米汤、鸡肉汤等；半流质食物如面条、面片、米粉、粥等。

2.可多吃鱼类、鸡蛋清、瘦肉末、嫩碎蔬菜及水果等。

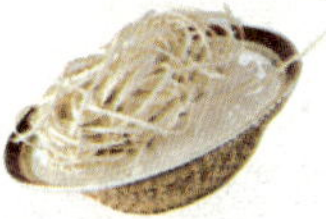

● 面条

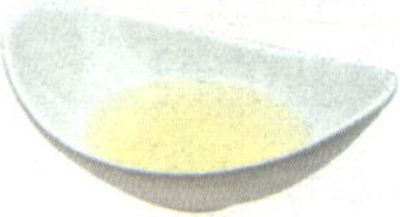

● 鸡蛋清

× 忌食食物

1.刺激性食物，如浓茶、咖啡等以及烟酒。

2.易产生胀气的食物，如土豆、葱及过甜食物等。

3.过热或者过冷食物。

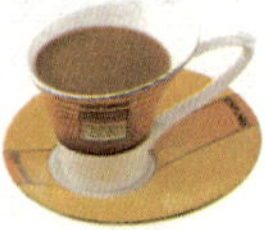

● 咖啡

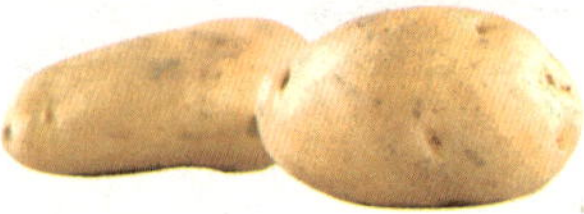

● 土豆

方1 柠檬荸荠饮

|原料|柠檬1个，荸荠10个。

|制法|柠檬和荸荠水煎取汤。

|用法|可食可饮，常服有效。

|功效|适用于心肌梗死。

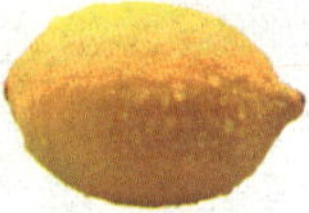

● 柠檬

方2 山楂银耳羹

|原料|山楂50克，银耳20克，蜂蜜250克。

|制法|银耳切碎与山楂、蜂蜜一起熬成羹。

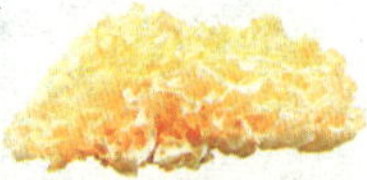

● 银耳

|用法|每次5毫升，每日服3次。

|功效|用于缓解心肌梗死引起的疼痛。

方3 山楂炖兔肉

|原料|山楂5个，兔肉500克。

|制法|山楂与兔肉入砂锅内煮烂，拌入调料。

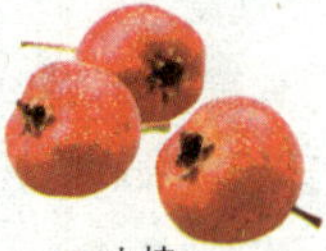

● 山楂

|用法|食肉饮汤。

|功效|适用于心血管疾病老年患者。

虾仁蛋羹

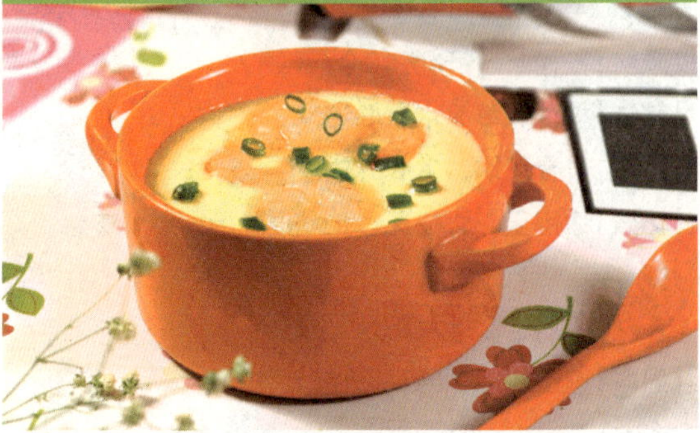

材料 虾仁（去虾线）5只，鸡蛋2个，葱末适量。

调料 盐、香油各少许。

做法 ❶鸡蛋打到带盖的蒸碗中，打散，搅拌均匀，加入适量的盐调味。

❷将适量温水倒入蛋液中，使蛋液和温水的比例约为1∶2，然后将蛋液和温水混合物搅拌均匀，直至上面无泡沫。

❸将做法❷的材料和虾仁一起放入带盖的蒸碗中；在蒸锅内加入适量清水，盖上锅盖。

❹将蒸锅内的水烧开后，放入蒸碗蒸8分钟，关火后再闷2分钟，出锅后撒入葱末，滴入香油即可。

三色裙带菜

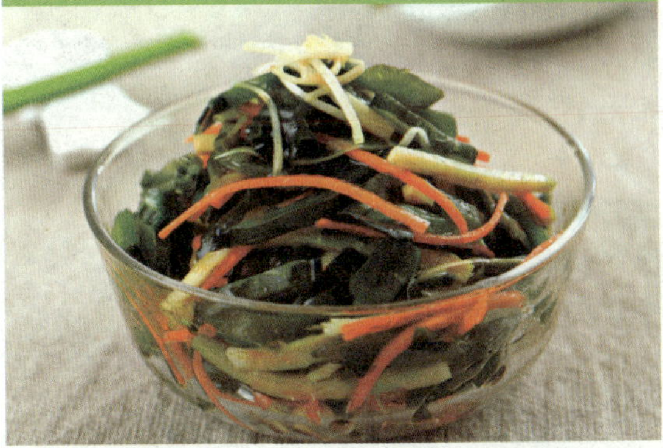

材料 裙带菜350克，冬笋、胡萝卜、葱丝各适量。

调料 味精、醋、盐、香油各适量。

做法 ❶裙带菜洗净，切小片；冬笋、胡萝卜分别洗净，去皮，切丝。

❷冬笋丝、胡萝卜丝、裙带菜片分别入沸水中氽烫后捞出沥干，放入碗中。

❸锅置火上，加入适量油烧热，入葱丝煸炒出香，倒入做法❷的碗中。

❹碗中加入盐、味精、醋，搅拌均匀后滴入几滴香油即可。

燕麦枸杞山药豆浆

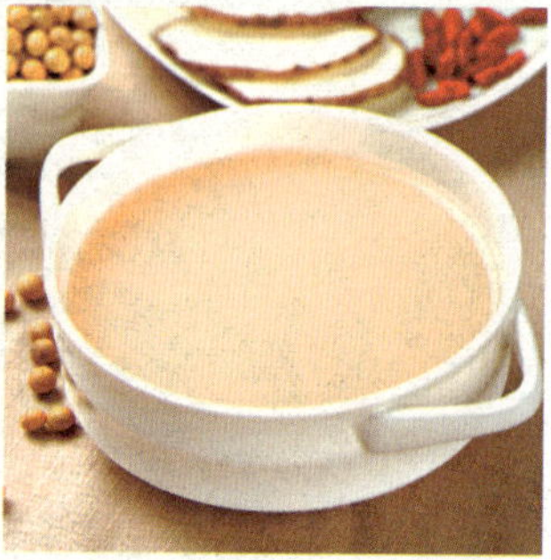

材料 黄豆40克，山药20克，燕麦片、枸杞子各10克。

调料 无。

做法 ❶将黄豆用清水浸泡至软后洗净；山药去皮洗净，切小丁；枸杞子用清水洗净，泡软，沥干。

❷将泡好的黄豆、山药、燕麦片以及枸杞子一同倒入全自动豆浆机中，加入适量水煮成豆浆即可。

百合安神豆浆

材料 黑豆50克，鲜百合、银耳各25克。

调料 代糖适量。

做法 ❶将黑豆加水泡至发软，捞出洗净；银耳泡发；鲜百合洗净。

❷将泡好的黑豆、银耳、鲜百合一同放入全自动豆浆机中，加入适量水煮成豆浆。

❸将豆浆过滤，加入代糖调味即可。

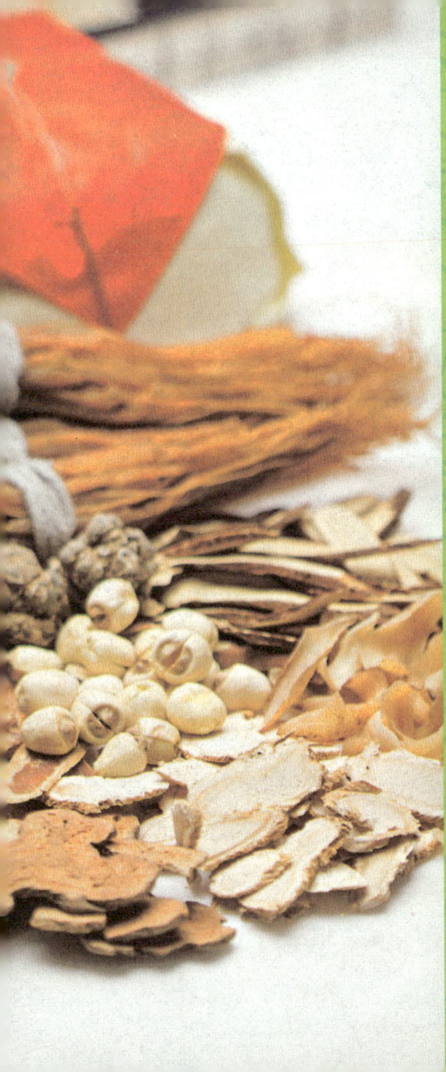

第十章 脑卒中食疗推荐

饮食注意事项

脑卒中病人除需药物治疗外，合理调配饮食对延缓病情有着重要的作用。

适量摄入优质蛋白

优质蛋白可以预防脑卒中的发生，主要作用原理是直接通过神经中枢调整而降低血压，增加钠盐从尿中的排出量，以及通过改善血管壁的弹性和通透性。平时要注意多摄取含脂肪类少的优质蛋白质食物（如鱼、蛋清、去脂牛奶、豆类蛋白等）。

多食富含钾的食物

钾可以促进机体钠盐的排泄，调整细胞内钠与钙的比值，降低血管紧张性，维护动脉血管正常的舒缩反应，保护心脏，从而避免脑卒中的发生。

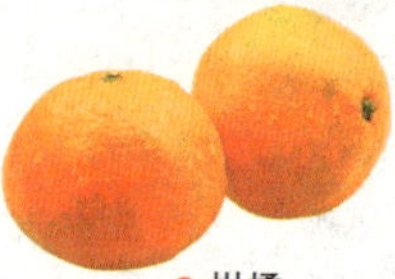

柑橘

富含钾的水果有香蕉、西瓜、哈密瓜、柑橘、梨、桃等；蔬菜有土豆、豆类及菌类；海产品中有紫菜、海带、虾米、干贝、淡菜等。

低盐饮食

高血压是导致脑卒中疾病的危险因素之一。据一项研究表明，如果每天精盐量增加2倍，高血压病的发病率也将增加2倍。低盐是一项简便有效的防治高血压的措施，平日饮食要格外注意控制盐的摄入。每人每日精盐用量不超过6克为宜，高血压、脑卒中患者可逐渐减少至每日3～4克。

远离烟酒

饮酒后可使高血压病患者发生出血性脑卒中，即使年轻人也不例外，饮酒不但使血压升高，而且使血液黏稠度增高，红细胞柔韧性降低，血小板聚集性增加，从而易形成血栓。

此外，饮酒可影响心血管功能，增加心脏负担，加重心肌缺血，诱发心肌梗死、心律失常，并可使心血管其他部位形成的血栓脱落后随血流进入脑循环，阻塞脑动脉某个分支而引起脑栓塞。因此，无论是中老年人还是青年人，特别是高血压病患者，都不可过量饮酒，以免发生脑卒中。

食疗宜忌速查

√ 宜食食物

1.低盐、低脂、低淀粉、低胆固醇、高膳食纤维、高维生素与高矿物质的食物。

2.含钾丰富的食物，如香蕉、柑橙、橘子、杏、桃及粗粮和豆类等。

3.富含镁的食物，如小米、豆类、辣椒干、干蘑菇、冬菇、海带、紫菜、杨桃、桂圆、花生、核桃仁、芝麻酱等。

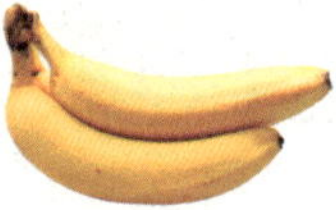

● 香蕉

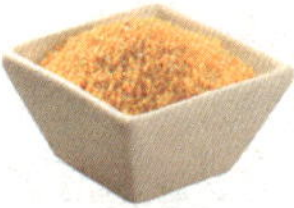

● 小米

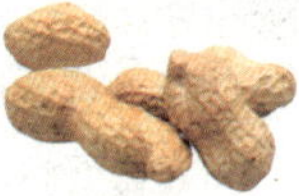

● 花生

✖ 忌食食物

忌食烟、酒、浓茶、咖啡、刺激性强的调味品。

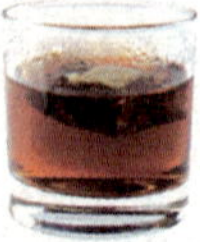

● 浓茶

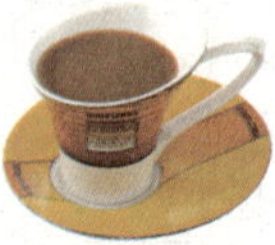

● 咖啡

方1 桃仁丸

|原料|桃仁500克。

|制法|将桃仁去皮、尖，放酒中浸泡1夜，取出晒干研为末，以蜜调和为梧桐子大小的丸。

|用法|每次服15丸，每日服2次，用开水冲服。

|功效|适用于调理半身不遂。

方2 白花蛇酒

|原料|白花蛇1条。

|制法|将蛇剥去皮去砂洗净，切成小块，将肉与适量酒曲掺匀装入纱布袋中，用糯米饭盖严，放入温度20℃的地方，3～7日酒成，过滤取汁。

|用法|每日早晚服酒50毫升，可连用3～5日。

|功效|适用于中风抽搐、半身不遂者。

方3 黑豆粥

|原料|黑豆500克。

|制法|将黑豆、适量清水同入砂锅中煮至汤汁浓稠即可。

|用法|每日分早、中、晚各服1次，每次15毫升。

|功效|适用于中风言语謇涩者。

洋甘菊豆浆

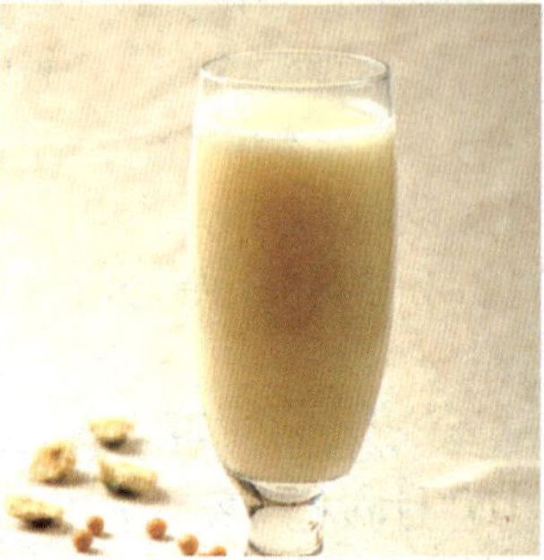

材料 黄豆浆200毫升，洋甘菊20克。

调料 果糖、冰块各适量。

做法 ①将黄豆浆用小火烧开后注入放有洋甘菊的壶中，加盖焖煮10分钟。

②将焖好的豆浆过滤后稍凉凉，加入果糖及冰块调味即可。

芝麻黑枣黑豆浆

材料 黑豆50克，熟黑芝麻、黑枣各15克。

调料 代糖适量。

做法 ①将黑豆用清水浸泡至软，洗净；黑枣洗净，去核，切末；熟黑芝麻碾成末。

②将泡好的黑豆、黑芝麻末和黑枣末一同倒入全自动豆浆机中，加入适量水煮成豆浆。

③将豆浆过滤后加代糖调味即可。